原位新膀胱
关键技术

Keys to Successful Orthotopic Bladder Substitution

主编

Urs E. Studer ［瑞士］

主译

纪志刚　樊　华　吴庆晖

副主译

张玉石　谢　燚

上海科学技术出版社

图书在版编目（CIP）数据

原位新膀胱关键技术 /（瑞士）乌尔斯·E. 斯图德

（Urs E. Studer）主编；纪志刚，樊华，吴庆晖主译

. —上海：上海科学技术出版社，2019.2

　　ISBN 978-7-5478-4302-4

　　Ⅰ.①原…　Ⅱ.①乌…　②纪…　③樊…　④吴…　Ⅲ.

①泌尿外科学－诊疗　Ⅳ.① R69

　　中国版本图书馆 CIP 数据核字（2019）第 011112 号

Translation from the English language edition:

Keys to Successful Orthotopic Bladder Substitution

edited by Urs E. Studer

Copyright © Springer International Publishing Switzerland 2015

This Springer imprint is published by Springer Nature

The registered company is Springer International Publishing AG

All Rights Reserved

上海市版权局著作权合同登记号 图字：09-2017-109 号

- -

原位新膀胱关键技术

主　　编　Urs E. Studer ［瑞士］

主　　译　纪志刚　樊　华　吴庆晖

副主译　张玉石　谢　燚

- -

上海世纪出版（集团）有限公司

上海科学技术出版社　出版、发行

（上海钦州南路 71 号　邮政编码 200235　www.sstp.cn）

浙江新华印刷技术有限公司印刷

开本 787×1092　1/16　印张 8.5

字数 150 千字

2019 年 2 月第 1 版　2019 年 2 月第 1 次印刷

ISBN 978-7-5478-4302-4/R·1767

定价：98.00 元

内容提要

《原位新膀胱关键技术》由世界著名泌尿外科学家 Urs E. Studer 教授组织欧美多国顶级泌尿外科专家执笔完成，英文版于 2015 年出版，获得国际泌尿外科界广泛关注。本书主要介绍了原位新膀胱的手术过程、技术要点、注意事项等关键内容。区别于传统膀胱癌患者所能接受的全膀胱切除＋回肠代膀胱术，原位新膀胱有利用原有尿道排尿、不需腹壁造口等优势，但是手术难度大，是泌尿外科医师迫切希望掌握的手术方式，因而值得各年资泌尿外科医师学习和借鉴。

中文版前言

Studer 教授作为原位新膀胱手术的开创者之一，在几十年的临床工作中积累了丰富经验。正如他通过这些经验积累获得的结论，我们在原位新膀胱实践中也发现，手术及新膀胱功能最大化成功的关键在于重视一些容易忽视的微小细节。从术前对患者手术适应证的严格把控、术中麻醉师与术者的相互配合、术者具体手术步骤的精细操作，到术后专人指导与规律随访，都关乎手术成败及患者的长期生活质量。Studer 教授及其团队将这些宝贵经验总结归纳于书中，使之成为一本既可指导术者规范操作又可帮助患者达到良好预后的指南。

本书图文并茂，附有大量精美解剖图片、术中照片和手绘插图及表格，从局部精细解剖、生理学、手术过程示意、术后调查问卷等多个角度，全面阐述原位新膀胱关键技术。书中部分章节采用清单形式，简明扼要地将重要信息提供给读者，其中"原位新膀胱替代术的成功之道"可以作为施行此类手术的标准流程，应严格执行。Studer 教授推荐保留神经及精囊的膀胱切除术，这在第 4、5 章进行了详述，这类精细的外科操作对患者术后尿控及性功能保护均有帮助，为泌尿外科医师完成更为精细的手术操作指引了方向。

希望本书可以对泌尿外科医师有所帮助，也希望在本书帮助下可以推进原位新膀胱手术技术进步，促进泌尿外科医师积累更多的经验，同时期待更新的临床研究数据出现，推动原位新膀胱技术继续进步。

纪志刚
中国医学科学院北京协和医院
泌尿外科

英文版序

根治性膀胱切除术和盆腔淋巴结清扫术后原位新膀胱是作为治疗侵袭膀胱肌层的膀胱癌和难治性非肌层浸润性膀胱癌的金标准而建立的。由于肿瘤的危险因素，所需的手术技术比较复杂，相较而言术后并发症的发生率高，该过程被公认为带有明显的围手术期风险。已报道的 90 天并发症发生率高达 60%~70%。因此，通过加强外科医师培训、完善外科技术，以及更好的麻醉支持以提高根治性膀胱切除术的整体治疗水平，势在必行。

本书可能是最全面和最翔实的针对接受根治性膀胱切除术原位新膀胱患者管理的专著。它起源于极少数的医疗机构，在 30 年前即已开始对这项技术的研究，并仍在不断更新。

每个章节阐述不同重点，如根治性全膀胱切除 + 原位新膀胱手术的适应证、患者的准备、手术过程、术后早期应采取的预防措施。每一章末提供一个简短的参考书目以供进一步阅读。

本书的宗旨是针对根治性膀胱切除术，强调最大化肿瘤学安全性及最小化治疗副作用的结果。这种宗旨的最高目标，是通过一切努力使患者接受根治性膀胱全切术后生活质量的最优化。本书特别适用于住院医师的培训，也可以帮助有经验的泌尿科医师完善已经建立的外科治疗体系。

本书的可能用途如下：

（1）作为一个快速、方便、简洁的手册，帮助开始学习本手术技术的医师更新知识。

（2）作为一本指南，对既有根治性膀胱切除术的方法进行提高和引导，扩大外科医师的视野。

每一章都包含了针对潜在风险及陷阱的建议和预防措施，以及解决迫在眉睫问题的方法提示。

Richard E. Hautmann

Ulm, Germany

英文版前言

回肠原位膀胱是一种可提供能维持长期功能的优异的尿流改道方式，保护了患者身体完整性，并提升了生活质量。由于回肠原位膀胱并不比回肠代膀胱手术难度高，很多泌尿科医师曾为患者完成过此手术，但随后由于功能差和并发症多等原因而放弃了。获得持续良好的功能和长期成功结果的关键是密切关注一些微小的细节，如手术前严格的患者选择，在手术过程中关注具体的手术细节。而且，更为重要的是细致的术后指导和随访，指导患者学习适应一个新的原位膀胱。

根据先前发表的前瞻性随机对照研究和作者 30 年的个人经验，这本指南汇集为实现回肠原位膀胱良好预后的关键步骤。任何有经验的泌尿科医师和希望使用新的方式（腹腔镜／机器人手术）的医师应该能够帮助接受回肠原位膀胱术的患者达到持续良好的效果，从而使他们恢复到接近正常，如果不正常，至少可以延长生命。非手术部分如"积极的术后管理"或"麻烦的解决"可能帮助感兴趣的专业护理人员及患者。

在第一部分，术前、术中、术后观察的基本步骤以及管理特殊情况和并发症的方法以清单的形式展现，以提供清晰简明的信息给读者。某些要点出现在一个以上的清单中，个别要点在需要的地方提供了简短的解释。在第二部分，针对保留神经的膀胱全切回肠原位膀胱的具体方法有更详细的阐述。

书中采用以图表代替描述性文字的形式，使该技术更容易被理解。此外，一些重要的外科步骤，包括盆腔淋巴结切除术、保留神经的膀胱切除术及一个回肠原位膀胱替代手术的介绍，会展现在本书英文版所附的 4 段视频录像中。本书的另一个独有的特征是，它包含主要信息的中文摘要，以方便这本书在使用中文的国家使用，这些国家近几十年来医学上取得了巨大进步。

我们认为，如果该方法是正确的，那么原位回肠代膀胱将成为膀胱切除术患者进行尿流改道的首选。

Urs E. Studer

Department of Urology

University Hospital Bern Inselspital

Bern

Switzerland

目　录

第一部分

术前、术中和术后应注意的事项

1

关键技术及预防措施

Urs E. Studer

1.1 手术前：患者的选择及手术前处理

这一部分主要阐述了进行小肠原位新膀胱术的患者选择及术前处理的关键点。

- 排除由膀胱癌所致的淋巴结及远处转移。
- 原发肿瘤必须可切除，避免切缘阳性。
- 远端前列腺尿道（男性患者）或膀胱颈（女性患者）活检阴性（推荐局部麻醉下的组织活检）。活检钳应深深地抓取组织，深入膀胱并握紧活检钳，应避免向外过度拉拽以免损伤括约肌黏膜。

   为什么 不采用术中的冰冻病理呢？
   - 术中尿道切缘的冰冻病理假阴性率超过 50%[1, 2]。
   - 为防止局部复发，必须避免尿路上皮癌的切缘阳性。
   - 可能不必要的过多切除尿道。
   - 外科医师应当清楚，患者也应在术前详细了解全膀胱切除术是否需要同时进行全尿道切除，以及术后将采用哪种尿流改道方式。

- 排除尿道狭窄及尿失禁。女性患者要了解尿道压力。

   为什么? 尿控能力依赖于功能性尿道的长度及尿道关闭压力 [3, 4]。
- 必须从生理上和心理上都能接受原位新膀胱的功能。
- 老年患者（年龄 >75 岁）不需被排除，但应身体状况合适并需被告知术后可能需要数月才能达到良好的尿控 [5, 6]。
- 必须愿意并能够积极参与术后再教育，并进行严格的随诊。
- 正常或者轻度的肾功能受损（血清肌酐 ≤ 150 μmol/L，GFR>50 ml）。应当充分考虑由于尿路梗阻所造成的可逆性的肾功能受损。

为什么? 严重受损的肾功能不能代偿由于肠管替代尿路所造成的代谢性酸中毒，远期可相继出现骨质疏松和骨软化症。详情可参见"8　肠代泌尿道：代谢后果"。

- 正常的肝功能。

  为什么? 如果原位新膀胱发生尿路感染，增加的氨负荷会增加肝脏的代谢负担。详细参见"8　肠代泌尿道：代谢后果"。

- 既往没有回盲部区域肠切除史。

  为什么? 有维生素 B_{12} 缺乏的风险，胆汁酸丢失导致高草酸尿症及腹泻。详细参见"8　肠代泌尿道：代谢后果"。

- 除了泻药和灌肠以清洁大肠外，无须额外的顺行性的肠道准备。手术前晚可摄入高碳水化合物无渣饮食。

- 无须指导患者如何实施间歇性清洁自家导尿（CIC）。

  为什么? 所有术前正常排尿的人术后都能够自主排尿——可能需要一些尝试——如果不存在新膀胱的机械性出口梗阻，比如漏斗状新膀胱出口的扭曲，残存的前列腺组织或是女性患者无神经支配的近端尿道的扭曲。CIC 可以促进菌尿的产生，后者可增加黏液的分泌和由于新膀胱的过度活动导致间歇性的尿失禁。对于一部分女性患者，当术后采用其他方法都失败时，可以尝试 CIC。对于 90% 以上的患者，术前的 CIC 是不必要的，甚至可能会影响患者选择原位新膀胱改道方式。

- 手术前晚应用低分子肝素，采用上肢而非大腿皮下注射。

  为什么? 为了防止盆腔淋巴清扫术后的淋巴漏，皮下注射的药物会沿大腿的淋巴管回流至盆腔。

1.2 如何进行保留神经的膀胱切除术

对患者应进行最彻底的肿瘤切除，但应尽量避免不必要的并发症。在大多数的膀胱切除术病例中，如果计划后续的原位新膀胱改道，应保护尿道的自主神经（下腹神经、盆腔神经丛、前列腺旁的神经血管束、阴道旁神经丛），至少应尝试保留非肿瘤浸润一侧的神经。

为什么? 自主神经控制静息时尿道的闭合压，对于保持良好的控尿功能、无残余尿的排尿、男性及女性的性功能、直肠肛门的协同作用具有重要的作用。对于膀胱顶部或前壁的肿瘤，或者多中心的 T_1G_3 尿路上皮癌，甚至可以考虑双侧的神经保留。

详细参见"4　为什么要行保留神经的膀胱切除术"和"5　保留精囊的膀胱前列

腺切除术：可以期待什么"。

个体化的膀胱切除术应遵循以下步骤：

- 术前应用抗生素，包括甲硝唑。
- 置入球囊导尿管持续引流。
- 女性患者阴道内置入卵圆钳。

  为什么? 术中应充分利用阴道穹窿定位，以避免不必要地损伤子宫颈周围的自主神经纤维。

- 手术床在患者臀部水平抬高腰桥，使两腿保持水平，而身体处于 30° 的头低脚高位（图 1.1）。

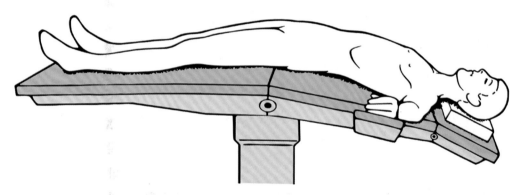

图 1.1　在臀部水平而不是在腰部水平折叠手术床，下肢保持水平以防止下肢静脉淤血，躯干部保持 30° 的头低脚高位既能降低盆腔内静脉压力，又能保证良好的静脉回流

  为什么? 在臀部水平而不是在腰部水平折叠手术床，主要是为了避免神经损伤导致术后下肢的神经损害。30° 的头低脚高位既能保证良好的静脉回流，又能降低盆腔内静脉压力。利用肠管的下移可以使手术区域减少干扰，而不需要额外的拉钩，后者可能压迫到下腔静脉[7]。

- 麻醉中持续使用去甲肾上腺素，并减少静脉输液。

  为什么? 去甲肾上腺素抵消了麻醉剂和镇痛剂所导致的血管舒张，从而减少静脉输液需求。这有利于保持较低的盆腔静脉压，可使手术区域的视野更清晰，减少了失血量及术后进一步的并发症[7]。

  详细参见"3　膀胱切除术中的优化麻醉改进术后疗效：关键点回顾"。

- 应从脐部沿闭锁的脐动脉向下切开腹膜至髂内动脉。

  为什么? 从肿瘤安全的角度看，应将这两个韧带之间的所有组织连同膀胱一并整块切除。为此，应利用髂内动脉来定位，尽量保留闭锁的脐动脉到侧盆壁之间的大块腹膜。这优于在淋巴切除时在髂外动脉上方切开腹膜。大块腹膜的保护利于术后的腹膜重建，可使术后肠道功能的恢复明显提前[8]。

- 精细地进行扩大的淋巴清扫，包括双侧的髂外、髂内及髂总血管，上至输尿管跨越血管处（对应于髂总血管三分法的近端及中部）（图1.2）。

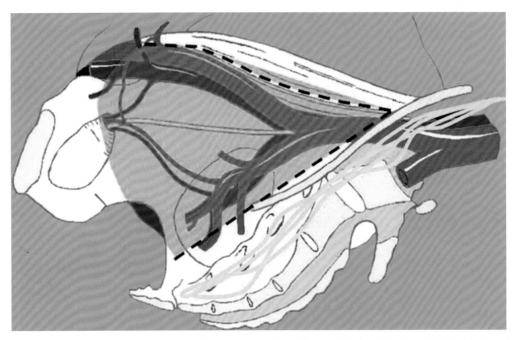

图1.2　双侧盆腔淋巴结清扫模式图，沿髂外、髂内及髂总血管进行，避免在主动脉分叉处清扫以保护下腹下神经（修改自 Thurairaja 等[23]）

　　为什么? 如进行主动脉分叉处的淋巴清扫，可能会损伤交感神经纤维从而导致尿失禁。

　　详细参见"4　为什么要行保留神经的膀胱切除术"和"6　盆腔淋巴结清扫及不同模式"。

- 考虑到单侧或双侧的神经保护，只沿髂内动脉游离，离断或结扎膀胱上动脉及膀胱下动脉。保留前列腺/阴道及直肠血管的完整性（图1.3和图1.4中箭头）。

　　为什么? 为了保护盆腔神经丛的血运以及前列腺旁/阴道旁的神经血管束。前面进行的淋巴清扫术可以帮助认识髂内血管的分支。

- 对男性患者，在切断膀胱侧韧带之前，要清除盆内筋膜上的脂肪组织，向头侧斜行切开盆筋膜至腱弓。将耻骨前列腺韧带从耻骨上分离。必须从前列腺的偏腹侧切开前列腺外周筋膜（或肛提肌筋膜）以分离沿前列腺包膜走行的神经血管束（图1.5）。

- 耻骨后静脉丛结扎（图1.6）。

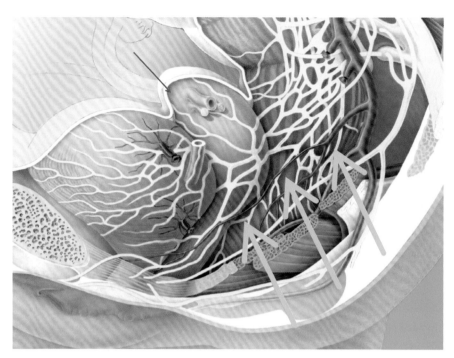

图 1.3 一名女性患者于一侧尝试保留左侧的神经，沿髂内血管分离切断膀胱的血管，远端的动脉保留（见箭头），以保护盆腔神经丛和神经血管束的血运（修改自 Kessler 等 [24]）

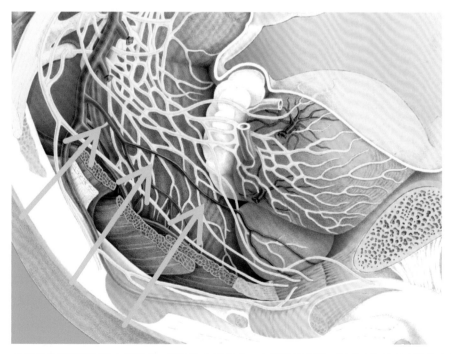

图 1.4 一名男性患者试图保留右侧神经，沿髂外血管分离，离断膀胱血管，远端动脉保留（见箭头）以保护盆腔神经丛和神经血管束的血运（修改自 Kessler 等 [24]）

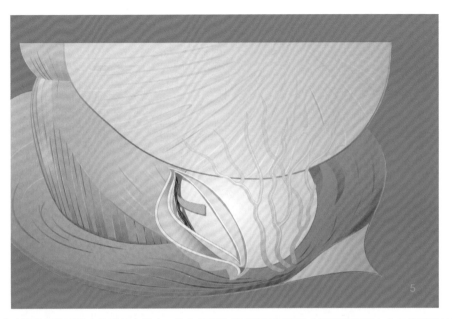

图 1.5　成功的保留前列腺旁的神经血管束，盆内筋膜和前列腺周围筋膜（提肛肌筋膜）应与前列腺包膜分离，以能够从前列腺旁分离神经血管束（修改自 Kessler 等 [25]）

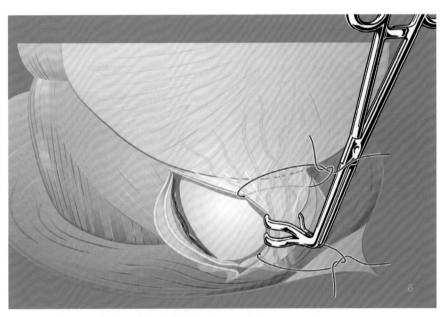

图 1.6　耻骨后静脉丛用弯布钳提起并结扎（修改自 Kessler 等 [25]）

为什么？ 前列腺的显露有利于防止自主神经的意外损伤，当切断膀胱侧韧带的时候，应严格于精囊、膀胱和前列腺基底部之间组成的三角内进行。于一侧游离至前列腺尖部可帮助识别尿道，使处理耻骨后静脉丛时出血最小化，保留耻骨尿道韧带的完整以免损害括约肌功能。

- 输尿管连同周围组织一起分离（淋巴管、血供、结缔组织）。

  为什么? 在远端，要保留沿一侧输尿管从膀胱引流至髂血管分叉的淋巴管；在近端，应保护血供，以防止保留的输尿管缺血从而导致输尿管肠吻合口狭窄。

- 离断膀胱侧韧带时，应朝向前列腺的基底部，以避免不必要地损伤自主神经，应严格按肿瘤根治的切除平面进行游离。女性患者应着重保护子宫颈、三角区和阴道侧壁组成的三角（图1.7）。对男性患者，在一侧精囊、三角区和前列腺基底部组成的三角内分离（图1.8）。在这个对热量敏感的结构区域，尽量不使用电凝或其他产热器械。

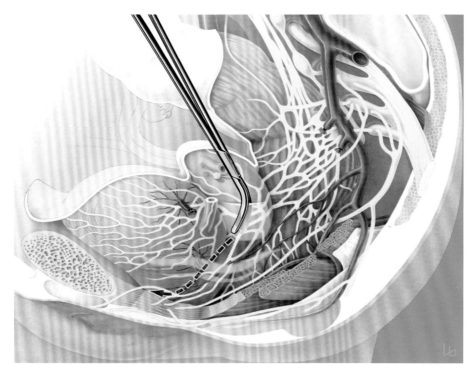

图1.7 对女性患者，膀胱侧韧带的切除应靠近腹侧，应主动保护盆腔神经丛及其分支。图中的蓝色虚线代表子宫颈周围的切除平面，避免不必要地损伤尿道的自主神经

- 在一些可选病例，当切除肿瘤的范围安全时，可保留一侧或双侧的精囊腺[9]。

  为什么? 为了提高保留神经的成功率，注意精囊、膀胱壁及前列腺基底部组成的三角，以保护性需求及性功能。

  详见"5 保留精囊的膀胱前列腺切除术：可以期待什么"。

- 当从前列腺底部切断侧韧带后，神经血管束就被松解下来，然后于前列腺腹侧的远端切断先前结扎的耻骨后静脉丛。

  为什么? 为了避免在前列腺尖部或远端切断结扎的耻骨后静脉丛时损伤尿道。

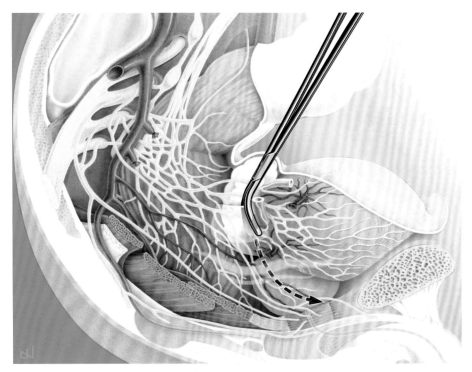

图 1.8 对于男性患者，切除膀胱侧韧带时应靠近腹侧，并主动寻找和保护盆腔位于精囊腺后方的神经丛及其分支。在一侧精囊、三角区和前列腺基底部组成的三角内分离。图中蓝色虚线代表沿精囊腺的前外侧进行切除的平面，以避免不必要的损伤支配尿道的自主神经

- 对男性患者，术中应将括约肌从前列腺尖部解剖出来，注意保护它的神经和血运。这样可以最大限度地保留括约肌功能。

- 对女性患者，应保护耻骨尿道韧带，在膀胱颈部切开盆底筋膜。避免使用能量器械切断尿道。

    为什么？ 为了避免括约肌的热损伤，保护括约肌的神经和血供。切断尿道是切除膀胱前的最后步骤，要最大限度地减少肿瘤细胞播散的机会。

- 经皮胃造口术并非必须，但相比于鼻胃管耐受性更好，并可以术后即刻进食。

1.3 施行原位新膀胱术的关键步骤

本部分提供了各种原位新膀胱术相关的关键点。重点讲解并分步描述怎样完成可控性带输入管道的回肠原位新膀胱术。详见"11 回肠原位新膀胱替代术中一种传入段管状结构：关键操作步骤"。

- 无论何时，尽量保留回盲部及其远端 25 cm 小肠的完整性，以避免加速小肠蠕动、

维生素 B_{12} 丢失、胆汁酸引起的腹泻以及肾脏 / 胆囊结石。详见"8 肠代泌尿道：代谢后果"。

- 在测量肠管长度以重建新膀胱前 1 小时应停止硬膜外麻醉。

  为什么？ 胸部的硬膜外麻醉通过阻断交感神经造成小肠的收缩。如果在这种情况下测量小肠长度，会大大增加小肠的截取长度。

- 当采用回肠时，截取 44 cm 重建新膀胱，另外 12~14 cm 用来制作流入通道。采用锐利的剪刀切断肠管而不要电凝。

  为什么？ 电凝会产生热损伤使组织坏死，不易康复并增加肠瘘的可能。如果需要止血，应用双极电凝。后者只作用于出血血管的局部，产生最小的组织损伤。

- 采用手工端端吻合以恢复肠道的连续性。不要采用切割闭合器进行侧侧吻合。

  为什么？ 端端吻合保证了肌电活性的传导，保证了肠道的蠕动功能[14]。

- 重建新膀胱的肠管要沿对系膜缘切开，避免不对称切开和使用电凝（不要使用 Bovie 刀）。

  为什么？ 肠管的血运是由回肠系膜向对系膜缘对称的包绕肠管。如不在对系膜缘处切开肠管会导致切开时出血增加，并需要电凝。这会导致肠管坏死，增加肠瘘、感染风险，增加瘢痕形成，后者又造成新膀胱的顺应性下降（"脚手架征"）。进一步，血供减少导致大面积的肠片皱缩或肠瘘。

- 将肠段四折，用来重建新膀胱。

  为什么？ 为了获得一个球形的储尿囊，以获得最大的容积和最小的吸收面积。去管化后回肠片的收缩相互抵消，保证了新膀胱的低压而不出现压力峰。

  详见"7 储尿囊重建的物理和生理考虑"和"11 回肠原位新膀胱替代术中一种传入段管状结构：关键操作步骤"。

- 保留的输尿管尽可能短。

  为什么？ 从肿瘤的角度讲，肿瘤最容易种植于远端输尿管及其淋巴管。当远端输尿管从膀胱切除，同时切除了远端输尿管动脉，如果保留过长的输尿管，很容易造成缺血。

- 输尿管与新膀胱或流入道再植时，要行单独的连续端侧吻合，以防止漏尿。不要应用任何的抗反流再植技术。

  为什么？ 由于输尿管与流入道是同轴的，逆行输尿管镜可以施行。如果出现了输尿管回肠吻合口狭窄，单独吻合时只是一侧肾脏梗阻。相比于先行双侧输尿管末端侧侧吻合后再与回肠输入段行端端吻合的方式，分别吻合的方式可以进行一侧的修补手术或肾输尿管切除术。抗反流技术增加了狭窄率。不同于正常膀胱，去管化的肠道低压新膀胱在排尿时无法进行独立协同的收缩，防止了高压反流的发生。

详见"9 肾功能的保护"。

- 将输尿管导管从输入袢最远端有肠系膜覆盖的肠壁穿出并从腹壁穿出。

　　为什么? 当拔除输尿管支架管时，肠壁的窦道由于脂肪的覆盖，减少了尿液漏入腹腔的风险。随机试验显示，术后避免尿液与新膀胱黏膜的过早接触，可以明显地加快肠道功能的恢复，减少了术后早期代谢性酸中毒的发生并缩短了住院时间[10]。再者，减少尿液与新膀胱新鲜的肠道缝合创面接触，可以防止过度的瘢痕形成，从而防止早期尿漏及瘘管形成。

- 原位新膀胱的出口替代了膜部尿道，出口要与盆底平行，并保持开口通畅。特别要避免做成漏斗形膜部尿道出口，后者容易发生扭转（图 1.9）。

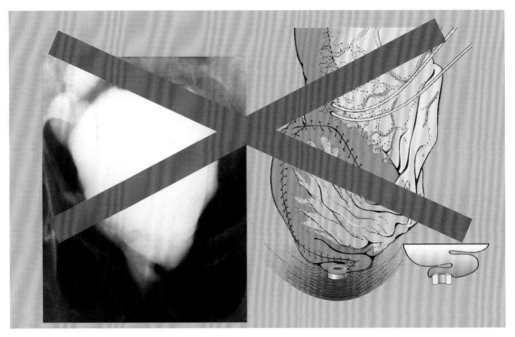

图 1.9　由于非硬性的管状结构可能发生扭曲，任何漏斗形的出口都可能造成机械性的回肠新膀胱的出口梗阻。从而导致感染性的尿液潴留，进一步造成大量黏液形成及尿失禁（修改自 Burkhard 等[26]）

　　为什么? 漏斗形的膀胱出口由于不是硬性结构，很难一直保持管性结构，特别是患者平卧位或坐姿排尿或轻度紧张时。回肠新膀胱容易下移到盆底进一步导致漏斗形的出口扭曲，造成机械性的膀胱出口梗阻（图 1.9）。从而导致感染性的尿液潴留，进一步造成大量黏液形成，被迫采用本可避免的终身自家导尿[11, 12]。

　　详见"11 回肠原位新膀胱替代术中一种传入段管状结构：关键操作步骤"。

- 很重要的一点是要将新膀胱在背侧固定在残留的狄氏筋膜上，在腹侧固定于残留的耻骨前列腺或耻骨尿道韧带上，以减轻吻合口张力。从而最小限度地缝合尿道括约肌，包括尿道黏膜（图 1.10）。

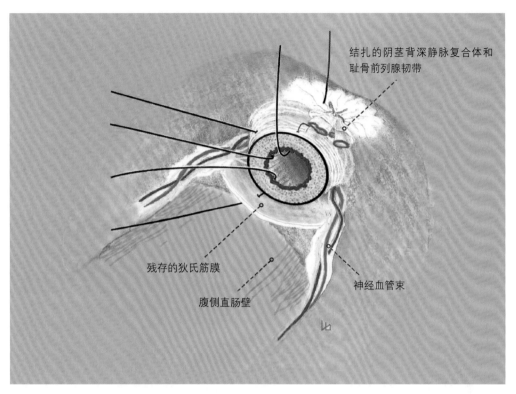

图 1.10　为了尿道括约肌损伤的最小化，要将新膀胱在背侧固定在残留的狄氏筋膜上，在腹侧固定于残留的耻骨前列腺韧带上。只带上少许的尿道（修改自 Kessler 等[25]）

　　为什么? 相比于膜部尿道，狄氏筋膜及耻骨前列腺韧带为将新膀胱固定于盆底提供了安全保障。这样可以避免由于牵拉或深部缝合而损伤尿道膜部，同时降低了回肠尿道吻合时的张力。对于肥胖患者，由于肠系膜短而肥厚，这一点尤其重要。详情可进一步参阅"11　回肠原位新膀胱替代术中一种传入段管状结构：关键操作步骤"。

- 使新膀胱下降固定在盆底可采用以下辅助方法。
  - 将乙状结肠和小肠裥置于回肠新膀胱根部的后面（图 1.11）。
  - 一只手尽量高地从后面牵拉住新膀胱系膜根部，其他的手置于系膜缝合处之上并向下牵拉（图 1.12）。
  - 取出腹腔内的所有填充物。
  - 弯曲手术床（图 1.13）。

　　为什么? 当进行新膀胱和膜部尿道吻合时，必须避免过度的牵拉。因为缝合可能

13

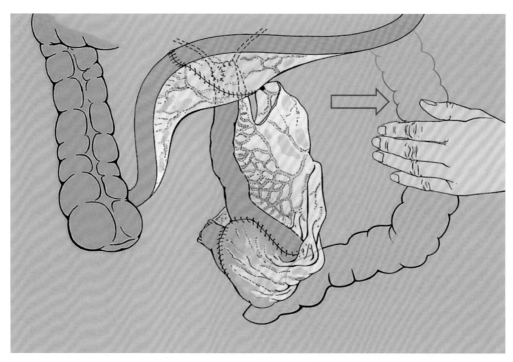

图 1.11　通过将乙状结肠和小肠祥置于回肠新膀胱根部的后面，使新膀胱更容易下降至盆底

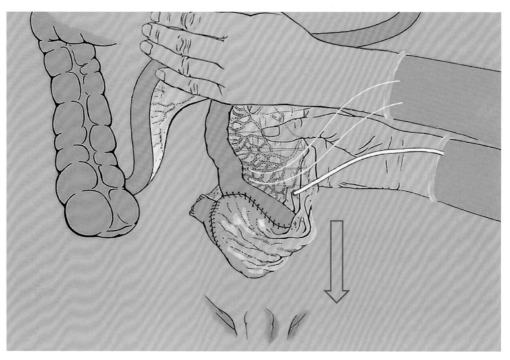

图 1.12　为了将新膀胱下降至盆底，还可以通过一只手尽量高地从后面牵拉住新膀胱系膜根部，其他的手置于系膜缝合处之上，同时向下牵拉至盆底，以避免牵拉新膀胱出口的吻合口

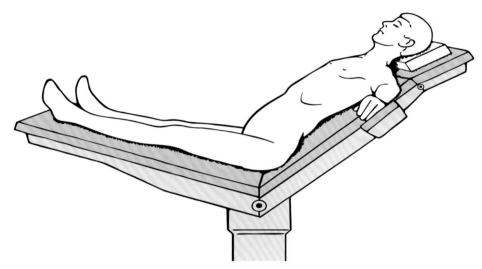

图 1.13　弯曲手术床使新膀胱与盆底的距离缩短

切割新膀胱壁或对括约肌造成不可逆的损伤。

- 重建盆底腹膜可以显著地加快术后恢复。

  为什么? 当重建盆底腹膜后,肠道功能的恢复明显加快[8]。

- 关闭腹壁切口时,仅缝合筋膜层。

  为什么? 缝合腹壁肌肉会增加术后疼痛。

- 引流管应紧贴盆壁经皮肤穿出以收集引流,尽量避免可能的液体积聚。

加快术后恢复的术中措施

- 持续应用去甲肾上腺素以减少出血,保持术野干净[7]。
- 静脉输入低容量的液体以减少肠管的水肿、潜在的右心功能不全及术后并发症[13]。
- 当进行盆腔淋巴结清扫时,应于腹股沟区结扎来自下肢的淋巴管。血管夹容易在术中脱落。
- 保持对组织最小的物理和热损伤,锐性切割组织并选择性使用双极电凝。为避免感染、阻碍伤口愈合、过度的瘢痕形成导致狭窄或损伤自主神经,不使用单极电凝及其他的热能装置切割。
- 小肠的吻合应手工端端吻合,采用单层连续浆肌层缝合而不是采用切割闭合器侧侧吻合,后者影响肠蠕动[14]。
- 高位切断输尿管,输尿管内置入支架并将尿液从新膀胱引流至体外,直至肠道功能恢复[10]。
- 膀胱切除术后应重建盆底腹膜[8]。
- 盆腔留置伤口引流管并经皮肤穿出进行引流。

1.4 积极的术后管理

1.4.1 术后即刻

- 术后 6 小时开始积极的新膀胱内冲洗，以应对术后即刻产生的血凝块或黏液。不仅通过导尿管灌输 0.9% 的生理盐水行被动冲洗，还可主动引流血凝块（术后即刻产生）和黏液（肠道活动恢复开始时产生），这一冲洗过程是非常重要的。

  为什么? 预防因尿管阻塞导致膀胱过度充盈引起的吻合口瘘形成，即降低因吻合口瘘延长恢复时间及吻合口狭窄形成的风险。当发现导尿管堵塞时再行膀胱冲洗往往太晚。大量黏液凝块可能已经积聚阻塞尿道，而尿液仍在不断产生。去除这些黏液需要有力的冲洗，但这可能损害储尿囊。生理盐水仅用于围手术期以避免影响伤口愈合。

- 于手臂皮下行肝素注射，而不是于大腿皮下，以预防盆腔淋巴囊肿形成。

  为什么? 皮下注射药物会汇入淋巴系统，尽管在盆腔淋巴结清扫过程中已尽可能结扎，但腿的淋巴回流进入骨盆后在腹股沟和闭孔淋巴管区域仍可能会出现渗漏。

- 给予拟副交感神经类药物 [如：从术后第 2 天开始予新斯的明 (3~6) × 0.5 mg 皮下注射]。

  为什么? 硬膜外麻醉后局部麻醉剂可能滞留，使用拟副交感神经类药物可抵消阿片类药物或继发性小肠麻痹的副作用，防止长时间的肠梗阻。

- 对吸烟者使用尼古丁贴片。

- 大约在术后第 5 或第 6 天，尽快拔除输尿管支架。

  为什么? 早期拔除输尿管支架可以防止尿路堵塞和包括真菌感染在内的尿路感染等并发症的发生。

- 拔除输尿管支架后，碱剩余的血液化验检查必须抽取静脉血，隔天行静脉血气分析(不用动脉血)，根据这些结果，患者可能需要口服 2~6 g 的碳酸钠替代品，直到该碱剩余数据是 +2。

  为什么? 当输尿管支架被拔除，包括大量离子的尿液被回肠黏膜吸收。血清内的钠离子会移入储尿囊内的低渗尿液使尿液达至等渗状态，从而产生代谢性酸中毒。血钠的丢失有两个后果。首先，储尿囊会通过增加尿中的离子吸收入血以补偿损失；其次，体内钠和氯的丢失引起低血容量及低血压（失盐综合征）。这两种后果都加重了代谢性酸中毒，这类酸中毒通常是正常或低氯性酸中毒，会导致大肠潴留。因此，预先使用小苏打和增加盐产品的摄入量（椒盐脆饼、咸棍、爆米花等）是预防代谢性酸中毒与失盐综合征至关重要的措施。对于进一步的细节，参见"8 肠代泌尿道：代谢后果"。

- 术后第 10 天，行"膀胱造影"排除填充了造影剂的原位新膀胱存在尿瘘可能。此外，进行超声检查证明原位新膀胱可被清晰观察。将以上结果记录于患者的观察量表中。

  为什么? 通过超声观察了解储尿囊中的尿液可否于拔除尿管后被顺利排出是非常重要的。但在部分患者中，这是不可行的，因为小肠襻可能位于腹壁与新膀胱之间影响排尿。

- 如果膀胱造影显示无渗漏或溢出，先拔除 10F 耻骨上造瘘管，24~48 小时后可以拔除导尿管。

  为什么? 为了防止尿性囊肿或尿瘘的形成。区别于正常逼尿肌，回肠新膀胱的造瘘口需要 24~48 小时才能愈合关闭。

1.4.2 拔除导尿管后的患者管理

- 拔除尿管后，指导患者日间每 2 小时于坐姿排尿 1 次，夜间每 3 小时被闹钟叫醒 1 次排尿。教导患者首先放松骨盆盆底，之后通过轻微的腹壁紧张排尿。

  为什么? 与正常膀胱不同，新膀胱的肌层没有协调收缩能力以提高其内部压力并排出尿液。所以完成排尿需要通过引导骨盆盆底的完全放松。至少在术后早期阶段，这一过程更容易实现于坐姿体位。不应该有密集的腹部收缩，因为这可能触发脊髓反射使外括约肌主动收缩影响顺利排尿。

- 括约肌训练：做一个直肠指诊检查（图 1.14），要求患者做提肛运动，使直肠挤压你的手指（图 1.15）6 秒，重复 10 次，每天做 10 组，这一锻炼当患者做快速运动时完成最佳。例如：站起来、坐下来时等。

  为什么? 这种括约肌训练可帮助患者训练盆底肌群，以协助预防尿失禁，特别在咳嗽、打喷嚏、起床或坐下来时。

- 指导患者如何防止排尿后尿道球部尿液残留导致的尿液滴沥不尽（图 1.16）。排尿后，因为尿道的自主排空功能消失，少量尿液和（或）黏液会停留在球部尿道[15]。当坐下、体位改变或盆底肌肉收缩时，这种液体将被排出。这一情况可通过排尿后尿道球部按摩促进残留物排出而避免。

  为什么? 根治性膀胱前列腺切除术后，尿道海绵体肌的自主反射消失，导致尿液残留于这一部位[15]。当患者坐下、体位改变或盆底肌肉收缩时，这些残留的流体将被排出。这是许多患者不得不使用尿垫的原因，通过排尿后尿道球部按摩促进残留物排出可以避免。

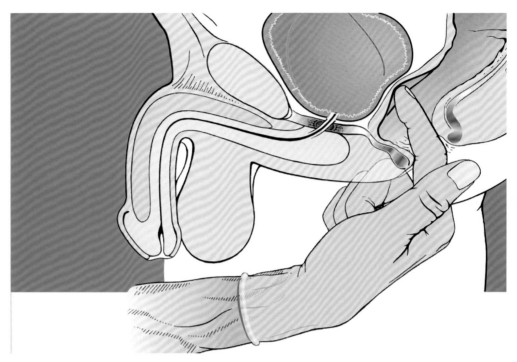

图 1.14　类似于直肠指诊，医师或专业护士的手指指导患者的肛门括约肌训练（修改自 Bader 等 [15]）

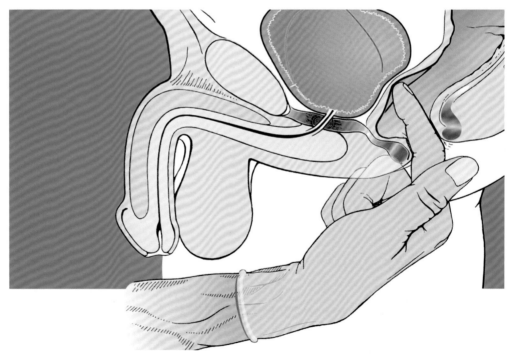

图 1.15　要求患者挤压医师的手指，持续 6 秒之后放松。患者肛门括约肌收缩和放松应为 10 次 1 组，1 天 10 组（修改自 Bader 等 [15]）

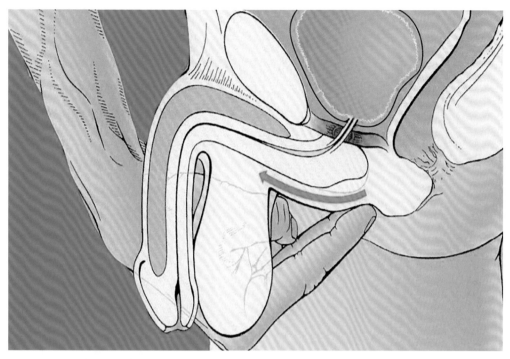

图 1.16 膀胱前列腺根治切除术后，尿道海绵体肌反射消失。因此，排尿后尿 / 黏液滴会停留在尿道球部。排尿后挤压（见箭头）促进这些残留的液体流出，防止坐下或体力劳动时尿失禁（修改自 Bader 等[15]）

- 拔除尿管后每天行超声检查（如果膀胱造影发现后尿道残余尿液）排除残余尿的存在（在开始阶段 20~30 ml 残余尿是可以接受的）或行间断导尿确保无残余尿。

  为什么? 如果无残余尿是无法达到的，患者存在严重并发症的风险高，即尿路感染引起肾盂肾炎和败血症、严重代谢性酸中毒和失盐综合征。原因是长时间的尿潴留导致尿液内电解质重吸收、储尿囊漏、瘘或破裂。

- 如果无残余尿是不可能的，睡前插入导管持续引流，第二天再予拔除，让患者再次尝试自主排尿。

  为什么? 整夜保留导尿管使患者可以充分休息，不冒感染或因感染尿潴留引起的代谢并发症的风险。

- 如果患者身体虚弱或反复多次无法自主排尿，可插入并留置尿管 3 周，指导他或她在再次尝试拔除导尿管前如何冲洗新膀胱：每天 2 次，使用 60 ml 注射器和自来水或瓶装水冲洗。

- 如果一名患者有一个良好的身体状态，仍无法保证 2~3 天后无残余尿（20~30 ml 残余尿是可以接受的），出口部的机械梗阻就必须被怀疑（最有可能的部位是弯折的漏斗形新膀胱的出口位置）。

记住： 如果患者术前排尿正常，而术后早期就需要定期的清洁间歇导尿（CIC），那么它可能是新膀胱出口梗阻。CIC 将促进和维持菌尿产生，原因是新膀胱壁过度活动，从而引起过多的黏液产生和间歇性失禁。

- 拔除尿管后，送尿培养。直到结果是正常为止，对待患者可以经验性使用呋喃妥因或复方新诺明等抗生素，直到无菌尿被反复证明。任何确定的感染都必须治疗。

  为什么？ 尿液感染可引起肾盂肾炎、败血症和不可逆的肾损害。回肠储尿囊暴露于细菌感染状态时容易被刺激。它增加黏液产生、保护黏膜并加剧其肠壁的收缩导致尿失禁。

- 除了每天使用碳酸氢钠 2~6 g，以维持碱剩余 +2，患者应被指导增加他们的盐摄入量（汤、盐棒等），以避免失盐综合征。如果患者有良好的肾功能，碳酸氢钠的用量通常可以在 3 个月内逐渐降低。

  为什么？ 如果尿液是低渗性的，氯化钠会从血清转移至储尿囊内的尿液中，以维持等渗状态。这种钠流失（连同氯的损失）导致低血容量和低血压（失盐综合征），同时，离子被从尿液交换进入血清引起代谢性酸中毒。血清电解质可能长期保持正常，导致不易早期发现失盐综合征。第一个症状通常从患者嗜睡开始，继而体重减轻，最后出现低血压。在有良好控尿能力的患者中，代谢性酸中毒和失盐综合征可能是由于贮尿时间的延长，而此现象在尿失禁的患者中不太可能出现。随着时间的推移，新膀胱内绒毛萎缩，故而这些代谢变化不太明显。有关进一步信息，请参阅"8 肠代泌尿道：代谢后果"。

- 指导患者每 24 小时规律饮水至少 1.5~2 L，以预防低血容量和酸中毒。

  为什么？ 高度浓缩尿液导致游离水从血清中转移，并增加尿中电解质的重吸收，以使新膀胱中的尿液维持等渗。有关进一步信息，请参阅"8 肠代泌尿道：代谢后果"。

- 警惕代谢性酸中毒的临床症状：疲劳、精神抑郁、食欲不振、胃部不适、胃部灼痛、呕吐。在导尿管拔除后第二天进行静脉血气分析，测定碱剩余，直到碱剩余保持稳定（必须是 +2，而不是 0）。不开任何质子泵抑制剂纠正反酸症状。

  为什么？ 在代谢性酸中毒的情况下，身体产生更多的胃酸并以呕吐的形式体现以维持酸碱平衡。如果使用质子泵抑制剂，这种替代途径受阻，会加剧代谢性酸中毒。有关进一步信息，请参阅"8 肠代泌尿道：代谢后果"。

- 向患者解释膀胱和脑之间不再有任何神经反馈。因此，至少在术后期间，睡眠后膀胱没有自主觉醒。为此，闹钟应该在夜间使用，首先每隔 3 小时，以后每隔 5 小时排尿 1 次。

- 睡觉前必须避免服用安眠药和含酒精的饮料，以免夜间尿失控。

  为什么? 这些物质使括约肌放松，使患者深睡。对于膀胱切除术后不再有逼尿肌、括约肌协同反射，尿道闭合压力升高时，膀胱内压（即膀胱壁张力）也上升，这是危险的。这是一个与保留膀胱逼尿肌、括约肌协同反射的根治性前列腺切除术的重大区别，保留这一反射可以保证膀胱不会受损。

- 只要患者有一个稳定的酸碱平衡，能够保留新膀胱内尿液达 2 小时，排尿间隔就必须增加到 3 小时（之后增至 4 小时），目的是提高新膀胱的功能容量达 500 ml，指导患者当他 / 她开始锻炼膀胱容量时坚持不去卫生间，目的是促使新膀胱内压升高以促进其扩张。

- 向患者解释拉普拉斯定律（P=T/r）。新膀胱的直径越大（容积越大），压力越小，较低的压力将使它有更好的控尿能力，尤其是在夜间。对比容积大的新膀胱，新膀胱容积小的患者会出现尿失禁，尤其是在夜间容易达到膀胱胀满的临界状态。

  为什么? 随着新膀胱半径的增加，内部压力将降低。此外，新膀胱壁的张力增加，当新膀胱压力过高之前，患者会在新膀胱内压高于尿道闭合压之前有饱胀感。用气球来向患者形容这一问题。小气球要求更高压力使其膨胀（因为气球内的压力高），而气球壁是软的（低张力）。越多的气球填充，膨胀所需的压力越低（因为气球内的压力低），同时气球壁张力增加（图 1.17）。有关进一步信息，请参阅"7 储尿囊重建的物理和生理考虑"。

术后即刻管理的要点

- 拔除输尿管支架和导尿管后，通过增加盐及碳酸氢钠摄入量防止失盐综合征和代谢性酸中毒。
- 拔除导管后，残余尿必须坚持反复排出。
- 积极处理任何显著的菌尿（$\geqslant 10^5$ 个细菌），直到尿液是无菌的。记住：感染的尿液会导致黏液分泌增加和尿失禁。
- 保证正常排尿，特别是在夜间，通过逐步延长排尿间隔，新膀胱容量必须增加到 400~500 ml。

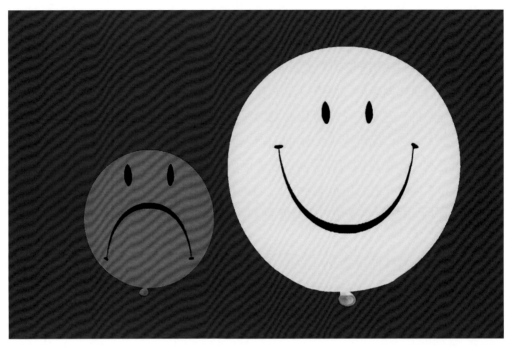

图 1.17　这两个气球解释了为什么必须建议患者延长回肠原位新膀胱排尿间隔。一个小气球（左）充气需要高压（因为气球内的压力高），球体是柔软的。随着气球填充量的增加，所需的压力越低（因为气球内压力较低），球体张力增加（右）。对于一名患者，这意味着他 / 她扩大贮尿囊后的贮尿囊内压力降低（低于尿道闭合压）并增加肠壁的张力，使他 / 她有感知新膀胱充盈的能力

1.4.3　长期随访

- 每一名患者的原位回肠新膀胱必须终身遵循及早发现潜在的有害并发症。
- 门诊就诊通常安排在出院后 2、6、12 周和 6 个月后，此后每 6 个月复查 1 次，直到第 5 年，然后每年 1 次直到终身。随访表格见图 1.18。
- 随访的关键检查项目是：
  - 尿培养。任何明显的感染都必须治疗。

    为什么? 菌尿（≥ 10^5 个细菌）是排尿不完全的早期征兆。这将导致黏液分泌增多和间歇性尿失禁，新膀胱壁的收缩会引起潜在的肾盂肾炎风险。
  - 通过 B 超或插导尿管监测残余尿。如果残余尿 ≥ 20 ml，原因必须探究（患者没有足够的时间来排出"到最后一滴"，机械梗阻？）。
  - 治疗任何原因引起的残余尿（切除突出黏膜或残留的前列腺组织、尿道狭窄）而不是推荐患者行清洁间歇导尿。

    为什么? 由于原位新膀胱的排空主要依靠重力。与正常膀胱相比，即使是小的膀胱出口梗阻也可能会导致排尿问题。能完全排空膀胱的男性患者中约 20% 的患者

回肠代膀胱患者所需检查

检查项目	术前	术后随访（月）3	6	12	18	24	30	36	42	48	54	60	年 第7、10年	随后的每5年
体格检查	✓	✓	✓	✓	✓	✓	✓	✓	✓	✓	✓	✓	✓	
体重、血压	✓	✓	✓	✓	✓	✓	✓	✓	✓	✓	✓	✓	✓	
肾脏超声（如无 CT/MRI）	✓	✓	✓	✓	✓	✓	✓	✓	✓	✓	✓	✓	✓	
有限的血液化验														
肌酐、静脉血气分析	✓			✓	✓		✓		✓		✓		✓	
扩展的血液化验														
血红蛋白、肌酐、尿素、钠、钾、镁、氯	✓			✓		✓		✓		✓		✓	✓	✓
静脉血气分析	✓			✓		✓		✓		✓		✓	✓	✓
叶酸、维生素 B_{12}	✓			✓		✓		✓		✓		✓	✓	✓
尿亚硝酸盐	✓	✓		✓	✓	✓	✓	✓	✓	✓	✓	✓	✓	
尿培养	✓	✓	✓	✓	✓	✓	✓	✓	✓	✓	✓	✓	✓	
排尿日记		✓	✓											
排尿问卷			✓		✓		✓		✓		✓			
合并上尿路尿路上皮肿瘤的附加检查														
血化验：Alc. Phos. ASAT、ALAT、y-GT、LDH	✓	✓	✓	✓	✓	✓		✓		✓		✓		
尿道冲洗细胞学检查				✓	✓	✓		✓						
强制利尿行输尿管脱落细胞学检查			✓	✓	✓				✓		✓			
胸＋腹＋骨盆 CT														
仅当≥pT_3 和（或）任意 pN＋时	✓		✓	✓	✓	✓		✓		✓		✓		
骨扫描														
仅当≥pT_3 和（或）任意 pN＋时	✓		✓	✓										
泌尿系 CT														
仅当合并上尿路肿瘤或多中心性 pT_a 或 pT_1 膀胱肿瘤		✓	✓	✓	✓	✓		✓						
患者合并前列腺肿瘤														
PSA	✓					✓						✓		✓

图 1.18 原位回肠代膀胱术后随访及膀胱癌和（或）前列腺癌的随访

在 10 年内会由于不完全排尿引起残余尿及感染尿。这通常由于突出的新膀胱黏膜进入尿道吻合口、未完全切除的良性或恶性前列腺组织，或尿道狭窄所致。如果这些原因造成继发的出口部机械梗阻得以纠正（通常可以在门诊完成），这些男性患者中 96% 的患者在手术后 10 年内仍能自行顺畅排尿[11]。对于女性患者排尿问题，见 1.5.6。

− 行静脉血气分析，以确保碱剩余在 0~2。如果不在此区间，需要口服碳酸氢钠治疗。

− 行肾脏的超声检查或 CT 尿路造影（如果需要检测上尿路癌）排除积水。

> **注意：**双侧 I ~ II 级肾集合系统扩张是可能的，在术后早期由于新膀胱容量小，内部压力会升高[16]。

− 新膀胱有效的功能容积必须达到 400~500 ml。

> **注意：**这是最好的评估指标，如果患者在来门诊前，在排尿日记中记录了 2 天或 3 天的单次排尿尿量达到合格标准，以及可接受的尿失禁的程度和频率（图 1.19）。如果膀胱容量 <350 ml，患者通常有尿失禁，尤其是在夜间。如果容量超过 500~600 ml，相反的，患者可能有膀胱过度充盈的风险，这可能会导致感染残余尿（"软袋"）。了解进一步细节，可见 1.4.2 的最后一部分，积极的术后管理。也有一个特定多方面的问卷评估，如频率和尿失禁的程度要在排尿日记中填写（图 1.20）。

完善新膀胱功能和避免长期并发症的前提条件

- 无酸中毒。
- 无残余尿。
- 无感染尿。
- 良好的功能，容量为 400~500 ml。
- 无尿失禁。
- 正常的上尿路。
- 终身随访。

排尿日记

姓名：_____　　　　术后月份 _____

请测量连续两天排尿情况。您应该尽可能多喝水，并按照日常规律排尿。

日　期	时　间	排尿量（ml）	尿不湿使用情况			评　价
			干的	潮湿的	湿的	
例：26.07.2016	7:00	450		√		夜间使用尿不湿
	13:00	370	√			日间不需要使用尿不湿

图 1.19　排尿日记要在本次随访时最后交给患者，让患者在下一次来访之前几天完成填写。这些信息有助于评估可能的残留感染尿液的原因（如排尿间隔时间太长，排尿量太大？）或尿失禁（如排尿间隔时间太短提示一个小容量的新膀胱，排尿间隔时间太长会引起充盈性尿失禁？）

原位新膀胱患者调查问卷

姓名 .... 术后时间（月）........................

每日排尿情况

日间 ....到..........次
夜间 ....到..........次

无意识的漏尿

日间： 从不   ○   夜间： 从不   ○
　　　 仅有黏液   ○   　　　 仅有黏液   ○
　　　 几滴   ○   　　　 几滴   ○
　　　 一匙   ○   　　　 一匙   ○
　　　 半杯   ○   　　　 半杯   ○
　　　 一杯   ○   　　　 一杯   ○
　　　 几乎全部   ○   　　　 几乎全部   ○

日间，多久会出现 1 次尿失禁

○　从不   ..... 次 / 日
..... 次 / 周   ..... 次 / 月

夜间，多久会出现 1 次尿失禁

○　从不   ..... 次 / 日
..... 次 / 周   ..... 次 / 月

尿不湿使用情况   日间   干燥 ○   潮湿 ○   湿 ○   无须使用 ○
　　　　　　　　 夜间   干燥 ○   潮湿 ○   湿 ○   无须使用 ○

尿失禁时您能感觉到吗   日间   是 ○   否 ○
　　　　　　　　　　 夜间   是 ○   否 ○

您能防止尿失禁吗   日间   是 ○   否 ○
　　　　　　　　 夜间   是 ○   否 ○

您比手术前喝更多的水吗   是 ○   否 ○

总体来说，您对新膀胱
是否满意   是 ○   否 ○

您还有勃起吗   是 ○   否 ○   较少 ○   微弱 ○

过去 6 个月是否有肾脏感染   是 ○   否 ○

您的家庭医生是否治疗了您的泌尿系统感染   是 ○   否 ○
如果是，治疗了多少次   ....

图 1.20　患者及回肠代膀胱功能状况调查问卷，每年与排尿日记交替填写

1.5 并发症处理

1.5.1 如何管理一名意识状态差的患者，是术后早期的头晕或嗜睡吗

最常见的可能的鉴别诊断：

- 贫血

  该怎么办? 损失所致。行血红蛋白和血细胞比容的测定。

- 败血症的早期迹象

  该怎么办? 通过肾脏超声检查输尿管支架或导尿管是否被阻塞。如果不可行，假定肾盂和原位新膀胱可能是扩张积水的。因此，首先使用少量盐水冲洗尿管及输尿管支架管（冲洗输尿管支架使用 2~5 ml 的生理盐水）。完成以下化验：C 反应蛋白、白细胞计数测定及血培养。

  记住： 有体液或尿液通过导尿管流出或尿管周围漏出并不能排除有部分堵塞及体液潴留的可能。

- 低血糖或高血糖

  该怎么办? 床旁血糖测定。

- 震颤性谵妄

  该怎么办? 确定是否有慢性饮酒史（询问家庭成员）。

  如果是这样的话，使用 100 ml 96% 的乙醇（相当于约 1 瓶酒的乙醇含量）静脉注射超过 24 小时。这是优选的静脉镇静，但是需要时间调整，并有使患者暴露于一些并发症的风险，如肺炎。

  记住： 镇静只是一种对症治疗，可能延误潜在问题的诊断并引起并发症，例如肺炎或肠梗阻。

1.5.2 如何管理一名主诉上腹不适、胃灼痛或突然呕吐大量胃液的患者

这通常是代谢性酸中毒的早期症状。其他早期的迹象包括缺乏食欲和麻痹性肠梗阻。它主要发生在导尿管拔除后酸从尿液重吸收进入组成新膀胱的回肠。身体试图通过呕吐酸性胃液并关闭幽门纠正酸中毒。由于体液通过呕吐造成损失和液体摄入的不足，尿液更为浓缩。后果是增加了酸从尿液的重吸收，以及体内水分更多地进入尿液。这和体液的损失导致低血容量一起，又增加了酸中毒状态。

该怎么办? 通过静脉血气分析确定碱剩余，并给予患者 2~6 g 碳酸氢钠。碱剩余必须在 0~2。不使用质子泵抑制剂或抗呕吐药物，这会阻止身体的生理救援反应。在患者体重降低和低血压、低血容量的情况下，静脉注射乳酸林格液补充损失。

通常在 12~24 小时内补充 2~3 L 可稳定全身情况。避免过度依赖使用静脉注射浓缩碳酸氢钠（8.4%）来纠正酸中毒，以防止游离和结合电解质过快的移位，如 Ca^{2+}、Mg^{2+} 和 K^+，这可能会导致心律失常。酸中毒引起的高钾血症，一旦酸中毒得以纠正，血钾通常可返回到正常值，因此可不立即处理。

1.5.3 如何管理一名在拔除尿管后几周变得昏昏欲睡、缺乏食欲和体重减低的患者

这通常是一个失盐综合征的表现，因患者没有补充足够的含盐饮食。如果尿液是低渗的，氯化钠会从血清转移到新膀胱内以获得等渗状态。血清电解质保持长时间正常，但体液流失、体重逐渐减轻，导致低血容量、低血压、乏力和食欲不振。代谢性酸中毒是其结果。因此，失盐综合征和代谢性酸中毒通常同时发生。

该怎么办？ 在失盐综合征与体重下降的早期阶段，需要充分鼓励患者（和他的妻子！）增加盐（NaCl）的摄入，包括食用饼干、盐棒等。根据静脉血气分析碱剩余的情况，可调整口服碳酸氢钠的补充量。在更严重的情况下，体重减轻合并呕吐和严重的代谢性酸中毒，静脉注射乳酸林格液可能纠正上述代谢性酸中毒。

1.5.4 如何管理一名尿液感染的患者（$\geqslant 10^5$ 个细菌）

- 术后早期，输尿管支架和导尿管取出后，大多数患者即使长期进行围手术期抗生素治疗，也会出现一些尿液中耐药菌或真菌感染。受感染的尿液通常是"无症状的"（无痛），但是感染会刺激并导致新膀胱壁收缩造成间歇性尿失禁并增加黏液生产。如果菌尿未经处理，也有风险增加肾盂肾炎和导致肾功能恶化[17]。

  该怎么办？ 如果拔除尿管后 1 个 5 天疗程的复方磺胺甲噁唑或呋喃妥因治疗无效，那么需行尿培养，根据培养结果给予治疗直到尿液无菌。如果患者已被告知并严格遵守如何做到没有残余尿的情况下排空原位新膀胱（见术后管理，1.4.2），那么很少需要 1 个疗程的抗生素治疗。在随访期间偶尔发生的尿液感染是可能的，这些感染必须再次治疗。

- 原位新膀胱患者术后随访过程中，高达 10% 的患者会有尿培养阳性（细菌 $\geqslant 10^5$ 个）。

  该怎么办？ 排除有残余尿和上尿路扩张，检查是否排尿间隔时间太长（大于 5 小时），提醒患者每次排尿时间要足够长"至最后一滴"[18]。需要根据尿培养结果行 5 天的抗生素治疗。

- 反复或长期的尿路感染是一个严重的问题，它的原因通常是由于膀胱残余尿或上尿路尿液滞留，必须查明原因和治疗（见下文）。

1.5.5 如何管理一名有残余尿的男性患者

如果在术后早期发现残余尿，尽管给予患者足够的指导，说明如何排空无收缩力的原位新膀胱（见术前积极管理，1.4.2），但仍无效，那么它可能是由于一个扭曲的新膀胱出口或残余前列腺组织引起的机械性梗阻。如果残余尿在术后多年发生，那么最有可能是由于新膀胱容量过大（这种情况在进行定期随访的患者中很少见），或更多的原因往往是由于储层囊黏膜突入回肠尿道吻合口引起的机械性梗阻，或是良性或恶性增生的前列腺组织。

该怎么办? 使用硬质内镜在局部麻醉的情况下排除梗阻。盐水填满新膀胱后，将内镜在出水口打开状态下放入尿道膜部。观察到新膀胱排空过程中可能的机械梗阻原因，如突出黏膜进入"膀胱颈"，或前列腺组织残留。这是较常见的情况（在随访期 10 年患者中超过 20%）[11]。黏膜或前列腺组织电切可在门诊手术完成。如果黏膜呈环形突出（图 1.21），并不是所有的黏膜均需切除，只有 1 或 2 个象限需要切开，以避免瘢痕形成导致新膀胱出口狭窄。这个手术在几周后需要重复进行的可能性极低。留置导尿管 10 天让伤口愈合，这一过程需要比正常尿路上皮更长的时间。在所有最初能自主顺畅排尿的男性患者中，高达 96% 的患者 10 年后需要接受这类手术以处理膀胱出口部梗阻[11]。小阻塞的及时处理比终身清洁间歇导尿好。如果一名男性患者在术后早期无法完全排空他的原位新膀胱，并发现新膀胱出口部扭转（图 1.9），则必须行修正手术，离断原新膀胱与尿道膜部的吻合口，关闭它，在接近盆底位置的新膀胱处找到新的合适的出口，将之与尿道重新吻合，并避免再次发生扭转（图 11.7~ 图 11.10）。

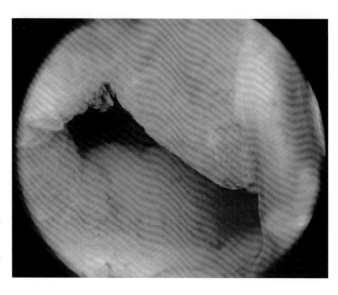

图 1.21 由回肠新膀胱黏膜环形突起引起的继发膀胱出口梗阻情况下，只有 12 点到 4 点钟方向的黏膜需要切除，以避免术后"膀胱颈"挛缩

对出口梗阻完成治疗后，需连续几周留置导尿管以充分引流被过度扩张的新膀胱（>600 ml）。患者必须每天自行规律冲洗新膀胱（冲洗液不含盐）以预防感染引起过多的黏液产生。如不这样做，黏液会阻塞导尿管，导致尿潴留并维持新膀胱的过度充盈[19]。在拔除尿管后，残余尿必须重复被排出，并根据培养结果治疗菌尿直到尿液是无菌的。

1.5.6 如何管理有排尿困难的女性患者

1.5.6.1 残余尿（通常合并感染）

（1）残余尿最常见的原因是一个扭曲的膀胱出口，或者缺乏神经支配导致的低张力尿道（尿道固有括约肌功能丧失），排尿时就像一个阀门阻碍尿液流出（图1.22~图1.24）。

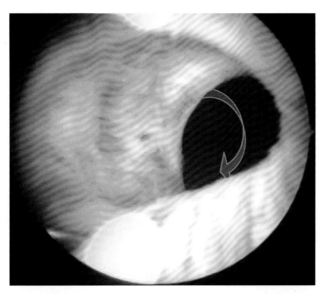

图1.22　膀胱镜显示一个缺乏神经支配导致的低张力尿道排尿时就像一个阀门结构（箭头所示）

通常情况下，这些患者能够排出部分尿液，但并不是全部。如果患者没有根据指导避免腹肌紧张，有发展为膀胱膨出的可能；同时残余尿量会增加，以及增加了慢性感染的可能。膀胱膨出是腹肌紧张的后果，但不是出口梗阻或残余尿的主要原因。术后膀胱造影无法显示膀胱膨出。不能完全排空新膀胱可能与尿失禁相关；参见"尿失禁合并残余尿"。

该怎么办? 使用硬质内镜观察尿道。测量功能尿道的长度（在这种情况下通常是20~22 mm）。观察打开膀胱镜出水阀门情况下，膀胱排空过程中，尿道中段的状态（图1.22）。检查膀胱膨出（图1.23）。静息时的尿道压力分布可以确认缩短的功能长度，并提供其余中、远端尿道的尿道闭合压的信息（图1.24）。在主动增加腹压或咳嗽时尿道的最大关闭压的测定，以及新膀胱尿动力学评估时，不会提供更多有价值的信息。

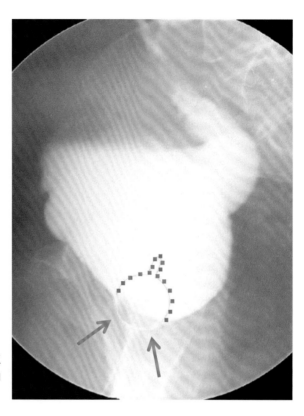

图 1.23　膀胱造影显示尿管球囊陷入后尿道（双箭头所示）。红点标识新膀胱内尿管球囊上部的部分

未行保留神经的全膀胱切除患者术前和术后尿道压力的分布

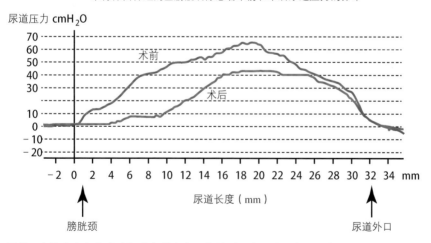

图 1.24　尿道压力的分布在全膀胱切除术前和术后的差别。自主神经支配消失后近端尿道无张力。尿道的有效功能长度缩短了 1/3，使这部分尿道可能形成阀门结构；如图 1.22 所示。使中尿道部分的紧张度降低了 1/3

如果存在结构扭曲的回肠新膀胱，需要考虑手术矫正漏斗状膀胱出口。开放手术矫正扭曲的膀胱出口几乎肯定会导致进一步的括约肌损伤和尿失禁。如果患者有其他合并情况，应该考虑清洁间歇导尿或转换成新膀胱脐造口。

（2）女性患者在术后 6 个月左右开始抱怨排尿困难和大量残余尿是非常罕见的。这通常是在经过一个满意的术后早期控尿阶段后。在这些情况下，近端尿道的高压状态由于过度刺激交感神经而开始逐步建立。发生这种情况是由于副交感神经在排尿过程中放松尿道的功能已在全膀胱切除过程中受损。内镜观察显示紧闭的近端尿道，像 Marion 病（图 1.25）。尿道压力分布显示非常高的闭合压力，在休息状态下近端尿道压力达 80~110 cmH$_2$O。

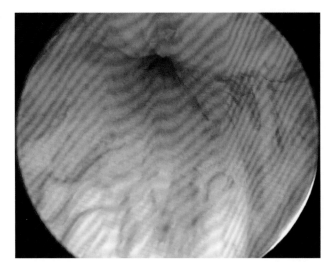

图 1.25 一名女性患者术后 6 个月出现残余尿，内镜发现的高张力近端尿道。尿道压力曲线记录了关闭压力在休息状态下达 90 cmH$_2$O

该怎么办？ α 受体阻滞剂类的药物可以尝试，但在大多案例是不成功的。排尿仍然是不完整的，可能还合并复杂的尿失禁，原因是尿道张力不仅在排尿过程中而且在储尿期降低。

局部麻醉下行膀胱颈切开，切开一个很短而深的切口延伸到近端尿道的尿道周围脂肪组织（图 1.26）。留置导尿管 10 天。如有必要，在对侧再次重复进行这一手术操作直

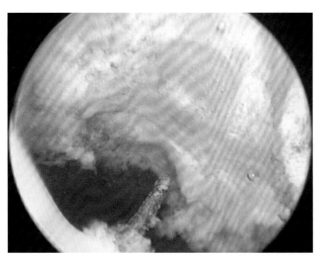

图 1.26 女性高张力近端尿道患者处理：短而深的切口在尿道部，深达周围脂肪组织

到患者能排尿。必须告知患者，只有一半左右的治疗是有效的，术后短暂尿失禁是经常发生的。如果尿道内切开不成功，之后的可能选择就是终身清洁间歇导尿或新膀胱尿道重新吻合或替换成新膀胱脐造口，转换为传统回肠膀胱作为最后的手段。什么都不做并不是一个选择。由于腹肌紧张，膀胱膨出的形成是必然的。这可能会逐渐导致过度膨胀和新膀胱壁潜在的破裂风险，严重时可能危及生命，也可能由于感染残余尿的存在导致败血症发作。

清洁间歇导尿要点

- 每天至少 4 次。
- 机械而不是无菌的尿道外口清洗。
- 在"非主操作手"的手指引导下置入导尿管头。
- 导尿管头必须尽可能靠近尿道，以将所有黏液及尿液完全排空。如果没有另一只手的协助指示，大多数患者会将尿管插入过深。
- 用 60 ml 注射器 1 天 1 次地主动冲洗新膀胱，可使用自来水（在一些国家瓶装水可能是最好的），直到没有更多的黏液可以产生[19]。
- 可冲洗刚刚拔除的尿管并尽快晾干，它可以重复使用。
- 如果患者抱怨黏液增多或尿液有难闻味道，建议患者可以 1 天 2 次冲洗膀胱，直到没有黏液产生（不仅经由导尿管被动引流尿液及黏液），在拔出导尿管前把它慢慢地拖至膀胱出口处，帮助新膀胱排空。

1.5.6.2 女性尿失禁

无残余尿的尿失禁

可能的原因是尿路感染和（或）括约肌功能不全，过短和（或）部分缺失自主神经支配的尿道在休息状态下尿道张力减少（尿道括约肌无张力，图 1.27 和图 1.28）。

尿道功能长度乘以在休息状态下的尿道关闭压所得尿道闭合力数值太低。

感染的尿液会导致在新膀胱容量仍然很小时，新膀胱壁的过度活跃和膀胱内压力升高。通常情况下，尿失禁是间歇性和突然的。尿失禁由于尿道内括约肌缺乏张力，这种失禁主要发生在行走或突然的身体运动时。

<u>该怎么办？</u>排除残余尿。清洁导尿时注意收集导出的尿液，治疗任何显著（≥ 10^5 个）菌尿。如果必要的话，新膀胱的功能容量必须增加到所需的 400~500 ml，这可以通过延长排尿间隔进行训练，尽管这一过程会合并尿失禁的发生。

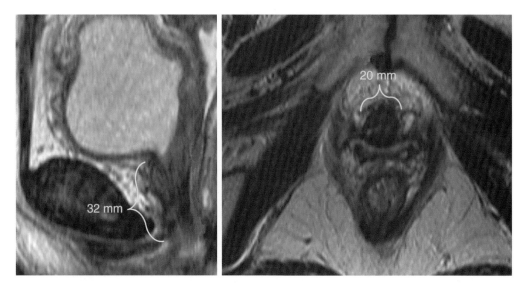

图 1.27　MRI 图像显示一名正常的女性尿道长度为 32 mm（左）和宽度为 20 mm（右）

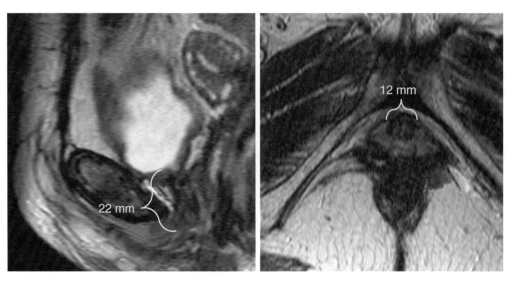

图 1.28　如图 1.27 的同一名女性患者经过膀胱全切、新膀胱重建术后尿道的情况，功能长度减少为 22 mm 和宽度减至 12 mm（萎缩由于自主神经功能受损，称为固有括约肌功能丧失）。这名患者有尿失禁 I 级，偶尔发生 II 级尿失禁

如果尿失禁仍然存在，通过尿道镜观察在休息状态下的尿道压力分布，以评估尿道的功能长度和休息时尿道闭合压力。测量增加腹压时的最大闭合压力只能提供很少的附加信息。最终的确诊依赖磁共振成像以证明缩短和萎缩性尿道的形成（尿道固有括约肌功能丧失，图 1.28）。

治疗方法的选择：

– 无须治疗：术后第一年，有一个针对尿失禁的自发性适应及改善的过程，可能是由于尿道的神经支配的重建。这可以通过反复记录尿道压力，提示休息状态时尿道闭合压逐步升高被证明。

- 通过凯格尔提肛运动法的锻炼，可以减少咳嗽或打喷嚏时尿失禁的发生。
- 含 α 受体阻滞剂的抗高血压药物需要被更换，最好早晨口服长效保钾利尿剂。
- 口服拟交感神经药，如在血压仍能被控制前提下，尝试使用盐酸米多君 2.5 mg 1 天 1 次或 2 次。
- 增加新膀胱容量的药物不会起效很长时间。它们会引起梗阻、感染的残余尿及尿失禁长期存在。
- 一种人工括约肌假体可以被置入以协助控制排尿，但不适用于过短的尿道，因为这会导致手术难以找到足够的空间以放置机械泵。老年妇女接受这类手术还有一个相当大的风险，即萎缩菲薄的阴道壁导致的尿道阴道瘘形成。
- 作为最后的手段，转换成新膀胱脐造口或传统回肠膀胱腹壁造口仍比终生尿失禁要好。

尿失禁合并残余尿

残余尿最常见的原因是由突出的新膀胱壁引起的出口机械梗阻、漏斗状膀胱出口，它们会造成排尿时出口扭曲，或者近端尿道在排尿时压力升高 [详见 1.5.6.1 (1)]。理论上大的黏液球也可能导致阻塞，但它的形成只会是患者有预先存在的阻塞性排尿问题和未经治疗的感染性残余尿存在。在罕见的情况下，原因可能是术后渐进的高张力尿道及持续存在的感染性残余尿 [详见 1.5.6.1 (2)]。

> **该怎么办?** 处理导尿过程中收集的感染尿液，在尿培养结果及药敏试验基础上使用敏感抗生素，可能暂时缓解症状，但梗阻的原因必须被发现，如果可能的话，一并予以治疗（见 1.5.6.1）。如果梗阻和尿失禁是由丧失神经支配后的梗阻引起的（阀门结构）（图 1.22），以及尿道压力记录证实休息状态短的尿管有效功能长度和低的闭合压力（图 1.23、图 1.24 和图 1.28），这些情况需要处理，可以通过改变新膀胱为脐造口或将传入的管状结构转换为回肠皮肤造口。任何措施旨在治疗尿失禁（见上文"无残余尿的尿失禁"）和感染性残余尿。

1.5.7 如何管理夜间尿失禁患者

夜间尿控依赖两个基本反射，但全膀胱术后这两个反射缺失：在正常情况下，当膀胱壁张力增加时，膀胱的逼尿肌括约肌反射可以增加尿道在休息状态下的张力，当膀胱壁的张力显著增加时，神经反射反馈到大脑，使患者在夜间被唤醒以排尿。膀胱全切除术后，这两个反射缺失，使夜间尿失禁更可能发生。尿道控尿机制的小缺陷，如缩短、受伤或低张力，部分缺失神经支配的尿道功能受损可能无法像日间觉醒状态下那样再被掩盖，所以主要是在夜间产生遗尿现象。这证明了膀胱韧带含自主神经，这些神经在根治性前列腺切除术过程中没有受损。此外，近端尿道的自主神经也包含传入的感觉纤维负责保护性神经反射，当尿液进入近端尿道时，这些反射增加尿道关闭压力。如果这些感觉纤维在手术过程中受损，这种保护性反射可能会减少或缺失。这已被全膀胱切除术后，尿失禁的男性和女性患者与其他患者对比近端尿道灵敏度下降所证实，提示传入交感神经纤维受损[20, 21]。最后，即使在正常的人群中，睡眠中尿道关闭压也会降低[22]，但这仍在逼尿肌括约肌反射和保护性反射地控制下。

该怎么做?

- 排除显著的菌尿（$\geqslant 10^5$ 个细菌）。
- 区分因残余尿导致的尿失禁与充盈性尿失禁。
- 新膀胱功能容量必须介于 400~500 ml（低压系统）。
- 更换含有 α 受体阻滞剂的抗高血压药物。
- 睡前不饮酒，不食用安眠药。
- 行括约肌功能训练，增加盆底肌肉质量（参见积极的术后管理，1.4.2，图 1.14 和图 1.15）。
- 设置 2 个闹钟，设置于上床睡觉后 3 小时和 6 小时后，以取代已丧失的逼尿肌脑神经反馈。

  如果患者继续出现失禁，根据具体情况调整闹钟时间，如果尿失禁通常是在第一个觉醒之前，第一个闹钟可设置较早，在睡觉后 2½ 小时鸣响；如果是在第二次报警之前出现尿失禁，第一个闹钟可设定在 3½ 小时或者睡前最后一次排尿后的第 3 小时，而第二觉醒闹钟要设定稍早。患者常说他们在晚上可以自行醒来 2~3 次，这样就不需要闹钟。但是，当他们醒来时，新膀胱并不一定是充满的。因此，那些使用闹钟的患者必须坚持。随着时间的推移，水从血清到浓缩尿液的转移会减少，导致夜间尿量减少。因此，夜间一次觉醒就够了，前提是新膀胱的容量有 500 ml 左右。
- 睡前口服拟交感神经药物，例如盐酸米多君 2.5 mg，可在血压仍可控制前提下尝试逐步提升药物剂量。
- 阴茎钳或其他阻碍装置可能会有所帮助，但必须让患者继续坚持排空他的新膀胱，以防止产生"软袋"膀胱，即大量残余尿导致膀胱过度膨胀和感染并发症。
- 即使尿失禁将持续存在，膨胀剂或尿道悬吊也不适用，因为新膀胱的排空只依赖引力，任何出口机械梗阻最终都将导致感染性残余尿。
- 男性患者排尿时停用括约肌假体，这对同时有严重的日间尿失禁、无残留或感染尿的患者是一个有价值的选择。这个选项的前提是一个遵医嘱的患者，同意在规律的时间间隔排空他的原位新膀胱，包括在晚上。

- 作为最后的手段，回肠原位新膀胱可以转化为脐造口或将传入段的管段改为皮肤造口。

1.5.8 如何管理术后并发症

1.5.8.1 术后肠梗阻

术后肠梗阻的预防

- 低剂量麻醉剂预防小肠间质水肿[13]。
- 重建腹膜的完整性[8]。
- 尿液改道与输尿管支架引流至体外[10]。
- 硬膜外麻醉剂中含有局部麻醉剂。更多信息，参见"3 膀胱切除术中的优化麻醉改进术后疗效：关键点回顾"。
- 外周作用的 μ 阿片受体拮抗剂（爱维莫潘、甲基纳曲酮）用来代替吗啡。
- 术后当晚就开始早期、频繁的下地活动。
- 术后饮食给予饮料和软性饮食，尊重患者的意愿，而不迫使患者进食固定数量的饮食。
- 术后第 2 天开始，给予患者拟副交感神经类药物，如：新斯的明，每天 3~6 次，0.5 mg/kg。
- 输尿管支架管和导尿管取出后，注意预防代谢性酸中毒。

胃肠瘫痪的治疗

- 停止经口进食。
- 插入鼻饲管持续引流并行间歇抽吸。
- 使用质子泵抑制剂减少胃液分泌。
- 检查静脉血中碱剩余和电解质情况，如有必要予以纠正。
- 保留导尿管和输尿管支架管持续引流。
- 灌肠。
- 通过鼻饲管注入 40 ml 蓖麻油并夹闭 1 小时。
- 如果需要，增加拟副交感神经药物剂量，并联合使用甲氧氯普胺或类似药物。
- 鼓励患者多活动。
- 泛醇 2~4 g 静脉滴注。
- 如果以上一切都不成功，腹部 CT 应在通过鼻饲管给予 500 ml 的水溶性造影剂 1 小时后进行，以排除机械性肠梗阻（如被证实，需要再次手术）。

1.5.8.2 回肠尿道吻合口瘘（＞术后 10 天）

防止吻合口瘘

- 近端尿道横断时保证无热损伤（电损伤）。血管组织被良好保护的组织愈合比烧伤坏死组织好。
- 水密吻合；详细资料如图 1.9 和图 11.9 所示。
- 需做到回肠尿道吻合口无张力，新膀胱必须固定于狄氏筋膜及耻骨前列腺韧带的残余组织上，结合侧方的 2 针将新膀胱与盆底之间的括约肌缝合，如图 1.10 所示。
- 打结时，新膀胱必须向括约肌方向下压，以避免牵拉尿道膜部。缝线必须轻轻地打牢。打结太紧会造成绳结所穿过组织的坏死。
- 术后定期冲洗和抽吸导尿管和耻骨上引流管，必须保持引流通畅。

治疗吻合口瘘

- 保留导尿管和耻骨上引流管持续引流。
- 指导患者如何使用盐水每 6 小时冲洗膀胱并告知如何使用 60 ml 注射器吸出黏液。即刻的外科手术是必须避免的，除非出现了大的瘘或新膀胱尿道完全离断。
- 一旦导尿管拔除，患者必须定期随访，以早期诊断和治疗任何可能的吻合口梗阻性狭窄形成。

1.5.8.3 膀胱下段梗阻

这在随访期间经常发生，原因是正常的膀胱收缩可以轻易克服任何轻微的梗阻，但是原位新膀胱排空仅依赖重力，使之成为一个重要的障碍[11]。

新膀胱黏膜隆起

- 这是膀胱下段梗阻最常见的原因，甚至可能出现在手术后多年。新膀胱的肠黏膜可能在完成排尿之前落入膀胱出口。它被诊断需使用硬质内镜。冲洗液填满回肠新膀胱后，内镜收回到膀胱出口的尿道膜部，打开出水阀并观察；见 1.5.5（图 1.29）。
- 治疗包括使用双极电刀内切开，注意不要损伤尿道膜部的丰富的回肠黏膜，避免过宽或环周切开。新膀胱上皮黏膜的修复需要比正常上皮更长的时间。导尿管必须持续引流至少 10 天，患者必须按照指示冲洗新膀胱（见 1.4.1）。拔除尿管后，必须处理任何菌尿直到尿液是无菌的。

膀胱颈瘢痕性梗阻

- 原因很可能是组织缺血或尿液外渗后形成的瘢痕组织。
- 治疗包括冷刀内切开，在 4 和（或）8 点钟方向的位置切开整个瘢痕组织而不涉及膜部尿道。由于会增加尿失禁风险或造成组织热损伤，应避免在 12 点位置使用电刀或

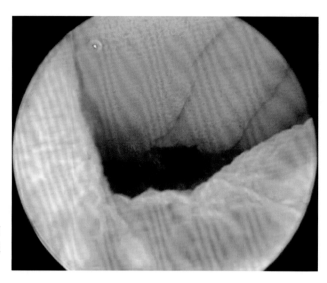

图 1.29 新膀胱壁前方的黏膜在排尿完成前落入"膀胱颈"前方，它造成的梗阻必须经尿道切除

激光切开。

尿道狭窄

- 诊断和治疗与未行膀胱全切的患者是相同的。

1.5.8.4 输尿管回肠吻合口狭窄

所有主要的膀胱切除系列文献均报道了输尿管回肠吻合口狭窄，但总体发病率不应超过 2%~3%。左侧输尿管膀胱吻合口狭窄比右侧多，是因为左输尿管走形更长且必须穿过腹膜后。

输尿管回肠吻合口狭窄的预防

- 无创伤的解剖游离输尿管与周围血管，保留有血液供应的输尿管周围筋膜。不使用电烧灼。
- 输尿管必须在高位切开，切口要短，以防止远端输尿管缺血。
- 左输尿管必须穿过主动脉上方，在肠系膜下动脉和可能更低位的血管前方。
- 行输尿管回肠吻合之前，必须确认远端输尿管末端用于吻合的区域是未受创伤的组织。
- 在输尿管和新膀胱肠壁行长而锋利的切口（约 1.5 cm），不使用电烧灼。
- 输尿管的分离术（见 1.3，以及图 11.4）。
- 使用防水缝线吻合，在输尿管和回肠浆肌层带很少的组织进行缝合。
- 黏膜不外翻。
- 缝合过程中放松缝合线以避免有张力的缝合。
- 可能被堵塞而造成梗阻的输尿管支架管需尽早拔除，因为它可能导致肾盂肾炎，甚至败血症。

输尿管回肠吻合口狭窄的治疗

- 很短的狭窄（<5 mm）可行腔内手术治疗，如球囊扩张或冷刀切开，成功率约50%[8]。
- 长段狭窄通常是缺血性因素，逐渐加重的输尿管远端狭窄必须接受手术，切除纤维化缺血的输尿管。传入段的输尿管通常可以游离并延伸到允许行一个新的输尿管回肠吻合术。如果左输尿管下段被替换，传入段回肠管状结构可以通过在降结肠的肠系膜开窗到达左肾下极以完成吻合。在这种情况下，右输尿管也必须游离以给予足够的长度给传入段管状结构，随后种植于更远端的回肠新膀胱壁。

1.5.8.5 腹壁疝

切口与腹股沟疝的原因多见于患者需要增加腹压以排空膀胱。其实没有这种必要，因为排尿应该仅依靠重力即可完成（只要没有出口梗阻），仅需轻微的腹部紧张以排出"最后一滴"尿液。

疝的预防

- 腹壁的非创伤性切开，被烧伤的组织不好愈合。
- 检查术后早期腹股沟疝的存在。如果疝被发现，手术除去精索及腹股沟区的所有脂肪组织，然后关闭这一间隙，间断缝合腹股沟韧带和腹横筋膜之间的区域。精索被保留在侧方是为了维持长的腹股沟管结构。必须避免髂静脉受压。
- 腹壁需解剖性关闭。确保腹直肌和筋膜之间没有插入腹膜或大网膜。
- 将腹壁与腹直肌筋膜分层缝合。缝线必须间隔约 1 cm，以防止咳嗽时切断筋膜。
- 对于肥胖患者应考虑增加一层缝合，将腹外斜肌筋膜行间距约 3 cm 的褥式缝合，以减轻内侧缝合线的张力。这些线打结不要太紧。
- 必须注意不要在腹直肌内缝入缝合线，以防止术后疼痛。
- 在皮下层行负压吸引，防止积液及感染并发症。
- 指导患者咳嗽或排尿时用双手保护腹壁。

腹壁疝的治疗

- 遵循一般外科手术的原则。重要的是精细的解剖和筋膜与脂肪组织之间边界的游离，采取宽针关闭筋膜，注意不要接触肌肉，避免脂肪组织嵌入，如果需要可以考虑行第二层缝合，或者置入补片来减轻对缝线的张力。
- 同样重要的是，疝修补术需要确定和治疗疝形成的根本原因。这通常是由于排尿时腹压增加。任何可能的膀胱出口梗阻都需要被诊断（见 1.5.5）和治疗（见 1.5.8.3）。

1.6 专科护士的角色

对于术后康复和患者管理，具有特定知识的护士知道如何正确指导患者管理原位新膀胱，这是非常重要的。他或她的任务是多方面的。

专科护士需要：

- 术前访视患者并建立良好关系。
- 帮助患者应对他或她的焦虑，并确保患者可以在专业人员帮助下度过术后阶段和长期随访。
- 讨论具体的问题，包括新膀胱的功能，如何应对术后早期尿失禁，以及如何避免失盐综合征或代谢性酸中毒。
- 回答问题，其中一些有关患者隐私，患者可能忘记或不敢问医师，例如术后尿失禁和性功能。
- 确保所有术前血液和放射学检查被执行。
- 在术后早期定期探访患者，以确保上述所有的要点（见 1.4）被病房护理人员持续跟进。
- 向责任医师报告并讨论所有问题。
- 在导尿管拔除当天反复多次随访患者。
- 特别是在患者如厕期间，指导他或她如何放松盆底和如何用双手轻压下腹壁以促进膀胱排空，并提醒患者排尿时无须匆忙。
- 在拔除导尿管的第一天晚上通过超声确保残余尿（>30 ml）被完全排出（见 1.4.1）或通过导尿完全排空。如有必要（剩余尿 >30 ml），重新放置尿管以便患者度过夜间时间。
- 指导患者和他的家人关于为什么和如何增加盐的摄入量，例如食用饼干、爆米花或盐棒。
- 调整口服碳酸氢钠剂量，使碱剩余维持在 0~2，确保患者摄入足够的液体（约 2 L/d）。
- 根据尿失禁的量、时间规律确定尿不湿的大小，并及时为患者带适量的尿不湿回家。
- 指示患者在夜间排尿时使用闹钟，解释为什么和怎样的时间间隔是必要的。
- 使用气球演示拉普拉斯定律，告诉患者如何逐步增加新膀胱容量。
- 出院后每周给患者打电话询问以下事项：可能的体重减少（潜在的失盐综合征）、缺乏食欲和（或）恶心（潜在的酸中毒），白天或夜间尿失禁、排尿间隔，尿液气味和发热情况。

- 建议患者在严重的情况下来急诊测量静脉血气分析和（或）尿培养。
- 为回肠新膀胱患者建立医疗身份识别码，提供急救医疗信息和联系电话。
- 保管实验室所有的有价值医学数据、记录（表格），安排患者后续随访的日期。
- 负责患者的随访，设置门诊预约和任何额外的检查（CT、静脉尿路造影、骨扫描），监测检查完成进度（见随访表，图 1.18）。
- 要求定期检查患者在其他医疗机构完成的临床检查结果和实验室结果，以确保患者被经验丰富的执业医师长期随访。
- 跟踪在其他机构随访患者情况，定期提交随访表中所列文件（如问卷、排尿日记）（图 1.19 和图 1.20）。

1.7 原位膀胱替代术的成功之道

原位膀胱替代术（原位新膀胱术）经过多年的临床实践和研究，目前已经基本成熟。只有手术前认真、严格地选择患者，手术时注意操作的细节以及手术后正确地引导功能锻炼及密切随访，才能保证接受原位膀胱替代术的患者可以获得非常好的远期功能学效果。

（1）手术前的注意事项。

- 有淋巴结或远处转移的患者不应选择原位膀胱替代术。
- 男性患者远端前列腺部尿道和女性患者膀胱颈术前活检应为无肿瘤侵犯。患者体力上及心理上都应该做好运用新膀胱储尿和排尿的准备。
- 患者肾功能应正常或者仅为轻度受损（血肌酐 <150 μmol/L，GFR>50 ml）。如果是梗阻导致的可逆性肾功能损害应该根据个体情况分析，部分患者可以选择原位膀胱替代术。但是严重肾功能损害的患者将不能代偿因为肠道贮尿囊而导致的代谢性酸中毒，不应选择原位膀胱替代术。
- 患者肝功能正常。如果贮尿囊内尿液感染，可能导致血氨增加。
- 患者无回盲部肠道切除史（可能导致维生素 B_{12} 缺乏以及因胆汁酸重吸收减少而导致的高草酸血症和腹泻）。
- 患者无尿道狭窄或尿失禁病史。女性患者术前应行尿道压测定。
- 术前不需要进行肠道准备，术前晚可以进食高碳水化合物、不含纤维素的食物。
- 应该在手臂而不应在大腿注射低分子肝素以避免术后淋巴囊肿形成。

（2）手术时的注意事项。

1）进行膀胱切除术时的注意事项。

- 使用抗生素，包括甲硝唑。

- 注意保留尿道的非肿瘤侧的自主神经支配（腹下神经、盆腔神经丛、前列腺旁的神经血管束、阴道旁神经丛）。不要在神经血管束或者盆腔神经丛周围使用电凝设备。

- 避免损伤尿道，保留尽可能长的有括约功能的尿道，特别是其神经支配及血供。不要影响括约肌结构的稳定性：男性患者注意保留耻骨前列腺韧带，女性患者注意保留耻骨尿道韧带以及沿膀胱颈切开盆内筋膜，在离断尿道时不要使用电凝设备。

- 游离输尿管时应注意沿输尿管周围组织（淋巴管、血管、结缔组织）分离，避免影响输尿管血供导致输尿管 – 贮尿囊吻合口狭窄。

- 经皮胃造瘘术不一定要做，但造瘘可以让患者术后尽快开始自由进食，而且较停留鼻胃管更容易让患者耐受。

  2）进行原位膀胱替代术时的注意事项。

- 只要患者情况允许，应保留距离回盲部 25 cm 的回肠。避免肠道蠕动加速、维生素 B 缺乏、胆汁酸性腹泻和肾结石及胆结石形成。

- 在测量肠道长度前 1~2 小时停止硬膜外麻醉以避免误差。若使用回肠构建新膀胱，应取 12~14 cm 回肠作为管状输入袢，取远端 40~44 cm 回肠进行去管化并分为 4 段进行折叠形成贮尿囊。

- 输尿管 – 贮尿囊吻合时应注意：两条输尿管分别与输入袢进行端侧吻合，吻合方式应采用单纯连续吻合，保证水密性。与正常膀胱不同，去管化的低压肠道膀胱在排尿过程中不会引起协同收缩而导致膀胱内高压，引起输尿管反流。即使患者在排尿过程中用力增加腹压，由于腹膜后压力与贮尿囊压力同时升高，也不会导致反流。因此不要使用抗反流种植的方法进行输尿管 – 贮尿囊吻合，该方法会导致吻合口狭窄率升高。

- 输尿管支架管从覆盖肠系膜的贮尿囊壁引出，并且经腹壁引出体外。不让贮尿囊与尿液接触可以加快术后恢复。

- 贮尿囊与膜部尿道的吻合口必须平整而宽阔。可以将贮尿囊与后方的狄氏筋膜（Denovillier fascia）和前方的耻骨前列腺韧带（男性）/耻骨尿道韧带（女性）缝合以减少吻合口张力。避免使贮尿囊 – 尿道吻合口形成漏斗样结构，以避免使贮尿囊出口扭曲而导致梗阻及形成残余尿。

- 盆腔壁腹膜重建可以加快患者术后恢复。

  (3) 手术后的注意事项。

  1）围手术期需要做的注意事项。

- 每 6 小时进行贮尿囊冲洗，吸出贮尿囊内黏液。

- 术后第 2 天开始使用拟副交感神经药（如：新斯的明 0.5 mg 3~6 次 / 天）。

- 吸烟者可以使用尼古丁贴皮剂。

- 肠道功能恢复后，尽快（术后第5~6天）拔出输尿管支架，进行静脉血气分析了解碱剩余情况。

- 如果术后第10天进行"新膀胱造影"明确没有尿外渗，可以先拔出膀胱造瘘管，过24~48小时待膀胱造瘘口愈合后再拔出尿管。

  2）尿管拔除后的注意事项。

- 尿管拔除后，应指导患者坐位排尿，排尿时首先放松盆底肌肉，然后增加腹压使尿液排出。排尿间隔为白天每2小时排尿1次，夜间每3小时排尿1次（嘱咐患者使用闹钟督促起床排尿）。

- 指导括约肌锻炼的方法：将手指伸入患者肛门内（类似直肠指检），嘱患者夹住手指约6秒，然后放松，让患者体会该动作的要领。重复该动作10次为一组。每天训练至少10组，患者在进行快速体位改变时（如站立、坐下），也应该做该动作。

- 指导患者如何挤出停留在球部尿道的尿液，以避免排尿后仍有尿液滴出。

- 确保患者术后没有残余尿（可以采用超声检查或者单次导尿法测定）。

- 确保患者术后没有泌尿系感染（采用尿培养法确认）。若有感染，必须治疗。

- 如果采用回肠构建贮尿囊，应建议患者增加每天的盐摄入量（如汤、咸饼干等）避免出现失盐综合征。建议患者定期测量体重。

- 建议患者多饮水（1.5~2 L/d），采用回肠构建贮尿囊的患者应补充碳酸氢钠（2~6 g/d），采用结肠构建贮尿囊的患者应补充枸橼酸钾，以避免出现代谢性酸中毒。

- 注意提示代谢性酸中毒的症状，如：乏力、精神不振、食欲下降、上腹部不适、胃部烧灼感、呕吐。拔除尿管后应该每2~3天进行静脉血气分析以评估碱剩余情况直至稳定于+2左右（而不是0）。

- 当患者代谢状态保持稳定并且实现2小时不漏尿后，应嘱患者增加逐渐排尿间隔时间至每3~4小时1次，目标使"新膀胱"功能容量达500 ml。嘱咐患者在刚开始出现滴尿时不要急于上厕所排尿，而是利用"新膀胱"内压力升高促使其扩张。

- 向患者解释拉普拉斯定律（Law of Laplace）的原理，贮尿囊的直径越大，其充盈后内压力越低，控尿功能越好（特别是夜间）。贮尿囊偏小的患者容易出现尿失禁（特别是夜间）。

- 向患者解释手术后膀胱与神经系统的反馈机制不复存在，在术后睡眠时不会再有憋尿感促醒。因此，术后夜间睡眠时应该使用闹钟促醒排尿，建议术后早期每3小时1次，后期可以每4~5小时1次。

- 必须牢记：感染的尿液可以导致贮尿囊黏液产生增多和尿失禁。因此，出现泌尿系感染必须治疗。注意有无残余尿并且治疗其病因。

- 必须对患者进行细致的终身随访，以达到完美的新膀胱功能（正常的上尿路、无残余尿、无感染、无酸中毒、新膀胱容量 400~500 ml，控尿功能好）。及时处理异常情况，避免发生远期并发症。

- 任何导致残余尿的原因都必须进行处理（如切除突出的尿道黏膜或者前列腺组织、尿道狭窄内切开等）。

------ 参·考·文·献 ------

[1] Ahmad AE, Odisho AY, Greene KL, Meng MV, Carroll PR, Konety, BR. The role of urethral frozen section at cystectomy in the management of bladder cancer. J Urol. 2008;179(4S, Abstract 1613):551.

[2] Osman YM, El-Tabey N, Abdel-Latif M, Mosbah A, Hekal E, Taha N, Shaaban A. Routine frozen section of urethral margin in male patients undergoing radical cystectomy; is it necessary? J Urol. 2008;179(4S, Abstract 1616):552.

[3] Weil A, Reyes H, Bischoff P, Rottenberg RD, Krauer F. Modifi cations of the urethral rest and stress profiles after different types of surgery for urinary stress incontinence. Br J Obstet Gynaecol. 1984;91(1):46–55.

[4] Gross T, Meierhans Ruf SD, Burkhard FC, Meissner C, Ochsner K, Studer UE. Orthotopic ileal bladder substitute in female patients. What is the difference in females with or without voiding disorders? (Submitted).

[5] Hautmann RE. Urinary diversion: ileal conduit to neobladder. J Urol. 2003;169:834.

[6] Kessler TM, Burkhard FC, Perimenis P, Danuser H, Thalmann GN, Hochreiter WW, Studer UE. Attempted nerve sparing surgery and age have a significant effect on urinary continence and erectile function after radical cystoprostatectomy and ileal orthotopic bladder substitution. J Urol. 2004;172:1323–7.

[7] Wuethrich PY, Studer UE, Thalmann GN, Burkhard FC. Intraoperative continuous norepinephrine infusion combined with restrictive deferred hydration significantly reduces the need for blood transfusion in patients undergoing open radical cystectomy: results of a prospective randomized trial. Eur Urol. 2014;66:352–60.

[8] Roth B, Birkhaeuser FD, Zehnder P, Burkhard FC, Thalmann GN, Studer UE. Readaptation of the peritoneum following extended pelvic lymphadenectomy and cystectomy has a significant beneficial impact on early postoperative recovery and complications: results of a prospective randomized trial. Eur Urol. 2011;59:204–10.

[9] Chin Hu Ong, Schmitt M, Thalmann GN, Studer UE. Individualized seminal vesicle sparing cystoprostatectomy combined with ileal orthotopic bladder substitution achieves good functional results. J Urol. 2010;183:1337–42.

[10] Mattei A, Birkhaeuser FD, Baermann C, Warncke SH, Studer UE. To stent or not to stent

perioperatively the ureteroileal anastomosis of ileal orthotopic bladder substitutes and ileal conduits? Results of a prospective randomized trial. J Urol. 2008;179:582–6.

[11] Thurairaja R, Studer UE. How to avoid clean intermittent catheterization in men with ileal bladder substitution. J Urol. 2008;180:2504–9.

[12] Zehnder P, Dhar N, Thurairaja R, Ochsner K, Studer UE. Effect of urinary tract infection on reservoir function in patients with ileal bladder substitute. J Urol. 2009;181:2545–9.

[13] Wuethrich PY, Burkhard FC, Thalmann GN, Stueber F, Studer UE. Prestrictive deferred hydration combined with preemptive norepinephrine infusion during radical cystectomy reduces postoperative complications and hospitalization time: a randomized clinical trial. Anesthesiology. 2014;120(2):365–77.

[14] Hocking MP, Carlson RG, Courington KR, Bland KI. Altered motility and bacterial flora after functional end–to–end anastomosis. Surgery. 1990;108(2):384–91.

[15] Bader P, Hugonnet CL, Burkhard FC, Studer UE. Inefficient urethral milking secondary to urethral dysfunction as an additional risk factor for incontinence after radical prostatectomy. J Urol. 2001;166:2247–52.

[16] Thoeny HC, Sonnenschein MJ, Madersbacher S, Vock P, Studer UE. Is ileal orthotopic bladder substitution with an afferent tubular segment detrimental to the upper urinary tract in the long term? J Urol. 2002;168(5):2030–4.

[17] Jin Xiao–Dong, Roethlisberger S, Burkhard FC, Birkhaeuser FD, Thoeny HC, Studer UE. Long–term renal function after urinary diversion by ileal conduit or orthotopic ileal bladder substitution. Eur Urol. 2012;61:491–7.

[18] Thurairaja R, Burkhard FC, Studer UE. The orthotopic neobladder. BJU Int. 2008;102:1307–13.

[19] Birkhäuser FD, Zehnder P, Roth B, Schürch L, Ochsner K, Willener R, Thalmann GN, Burkhard FC, Studer UE. Irrigation of continent catheterizable ileal pouches: tap water can replace sterile solutions because it is safe, easy and economical. Eur Urol. 2011;59(4):518–23.

[20] Hugonnet CL, Danuser H, Springer JP, Studer UE. Urethral sensitivity and the impact on urinary continence in patients with an ileal bladder substitute after cystectomy. J Urol. 2001;165:1502–5.

[21] Kessler TM, Studer UE, Burkhard FC. Increased proximal urethral sensory threshold after radical pelvic surgery in women. NeurourolUrodyn. 2007;26:208–12.

[22] Bhatia NN, Bradley WE, Haldeman S. Urodynamics: continuous monitoring. J Urol. 1982;128(5):963–8.

[23] Thurairaja R, Studer UE, Burkhard FC. Indications, extent and benefits of pelvic lymph node dissection for patients with bladder and prostate cancer. Oncologist. 2009;14:40–51.

[24] Kessler TM, Burkhard FC, Studer UE. Clinical indications and outcomes with nerve–sparing cystectomy in patients with bladder cancer. Urol Clin North Am. 2005;32:165–75.

[25] Kessler TM, Burkhard FC, Studer UE. Nerve–sparing open radical retropubic prostatectomy. Eur Urol. 2007;51:90–7.

[26] Burkhard FC, Studer UR. Orthotopic urinary diversion using an ileal low–pressure bladder substitute with an afferent tubular segment. Atlas Urol Clin N Am. 2001;9(2):57–73.

第二部分

关 键 点

2

泌尿系尿流改道史上的里程碑

Urs E. Studer

- 1852 年，Simon 报道了利用肝导管成功完成一名患者双侧输尿管和直乙状结肠的吻合 [1]。

- 1888 年，Tizzoni 和 Foggi 在动物实验中尝试利用一段管状结肠替代膀胱，将近端闭合、远端和膀胱颈吻合，双侧输尿管分两侧和回肠吻合 [2]。

- 1893 年，Rosenberg 在动物模型中将对系膜缘一段小肠的肠管打开，然后将这一段肠片缝合到打开的膀胱上，试图克服蠕动问题。他后来认识到，即使这样做，如果膀胱压力足够高，开放段的收缩仍然存在，他得出的结论是用于膀胱扩大的肠段保持了原有的生理特性。

- 1899 年，Rutkowsky 描述了使用对系膜缘一段开放的小肠闭合小儿异位膀胱的技术 [3]。

- 1895—1912 年，Mauclaire、Gersuny、Maydl 和 Heitz-Boyer 发表了他们直肠膀胱的经验 [4-7]（图 2.1 和图 2.2）。

- 为了克服感染并发症的存在，Verhoogen 在 1908 年，Makkas 在 1910 年，Lengemann 在 1912 年分别采用带有阑尾的一段回盲部肠管作为流出道，使尿粪完全分离（图 2.3）。但是使用较长的管状肠段带来的问题是由蠕动引起的尿失禁 [8-10]。

- 1911 年 Coffey 描述了将输尿管在肠黏膜下潜行一段进行再植的技术，目的是克服乙状结肠高压下的尿液反流（图 2.4 和图 2.5）。这些基本原则至今仍然是有效的 [11]。

- 1913 年，Lemoine 将直肠膀胱换位至腹侧，与输尿管吻合后将切断的乙状结肠末端拉至肛门外。由于感染和肠瘘的发生，他重新将直肠膀胱与肠管吻合并将结肠切除 [12]（图 2.6）。

- 1911 年，Schoemaker[13] 第一次描述了应用回肠流出道使尿粪分流的方法 [13]。这一方法在 1935 年被德国的 Seiffert 传播 [14]（图 2.7）。20 世纪 50 年代因为 Brick 在世界范围内广泛应用 [15]。

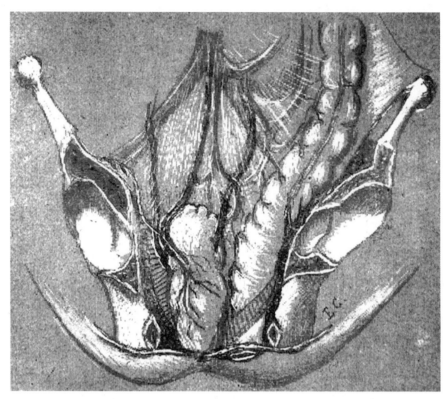

图 2.1　1985 年 Mauclaire 描述的直肠膀胱，乙状结肠从盆底穿过 [4]

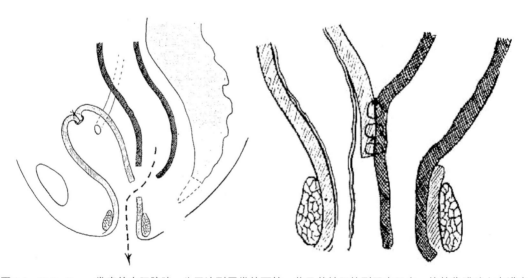

图 2.2　Heitz-Boyer 发表的直肠膀胱，为了达到尿粪的可控，将乙状结肠拉到了直肠内，使其浆膜壁上布满直肠黏膜，避免周围的尿液引起收缩 [7]

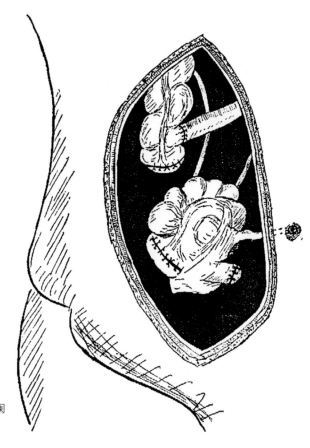

图 2.3　20 世纪初一些作者使用回盲部储尿，阑尾作为流出阀和脐部吻合[8]

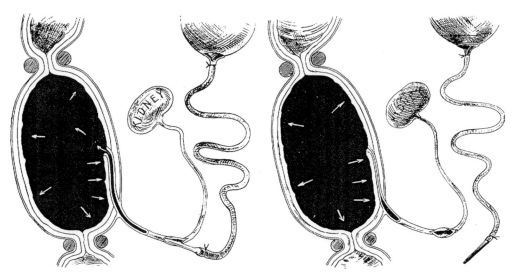

图 2.4　Coffey 展示的具有里程碑意义的抗反流经验，左边提示没有梗阻，右边提示没有反流[11]

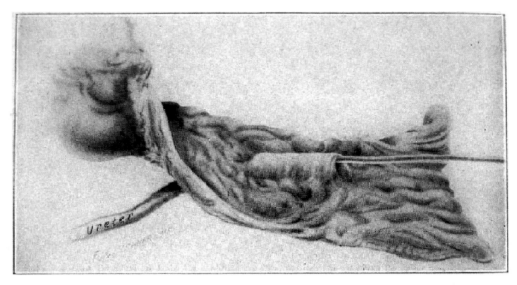

图 2.5　为了保证阀瓣效应，输尿管必须植入小肠并暴露于管腔压力之下，因此必须完全在黏膜下层。同时，输尿管浆膜要有黏膜层覆盖和保护 [11]

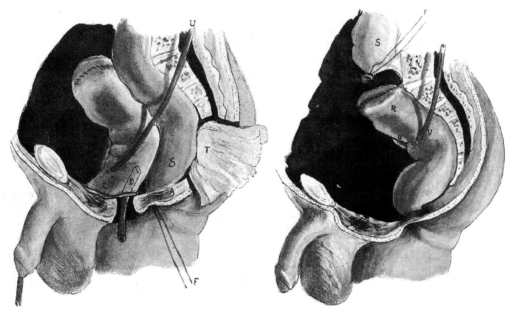

图 2.6　Lemoine 将输尿管与直肠膀胱吻合，并将降结肠与肛门吻合（左）。由于并发症，他不得不将直肠与肛门重新吻合，并经结肠切除 [12]（右）

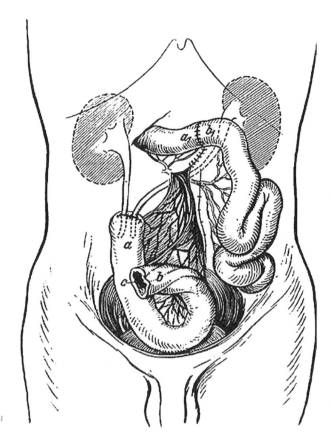

图 2.7 1935 年 Seiffert 描述的回肠流出道[14]

- 当时非可控膀胱的应用较可控膀胱应用多的主要原因是后者肾盂肾炎的发生率很高，而且当时没有抗生素。另外，Hamer 在 1929 年提出了输尿管肠管再植后结肠癌的发生率会提高[16]，1931 年 Boyd 描述了高氯性酸中毒的发生[17]。

- 1950 年，Gilchrist 和 Merricks[18] 重新提出了可控膀胱袋的概念。管状盲肠作为一个储尿囊，而顺蠕动功能的末端回肠和回盲瓣作为一个完整的抗反流机制。1946 年 Gallo[19]、1952 年 Santander[20]、1931 年 Mann 和 Bollman[21] 也进行过相关的研究。虽然因为管装储尿囊的高压使得当时期望的可控结果没有被其他人所证实，但是可控皮肤造口的想法仍然保留。

- 1951 年，Couvelaire[22]、1957 年 Pyrah[23] 重新介绍了由回肠袢和输尿管吻合形成的回肠膀胱。随后由 Camey 普及[24]（图 2.8）。

- 回肠袢内储存的尿液越多，回肠蠕动收缩产生的压力越高，这一现象在 1958 年被 Mellinger 记录下来[25]（图 2.9）。这些压力波引起了间歇性尿失禁。1923 年 Scheele 采用"环行膀胱技术"尝试应对由蠕动引起的压力峰值，但是没有解决问题[26]（图 2.10）。

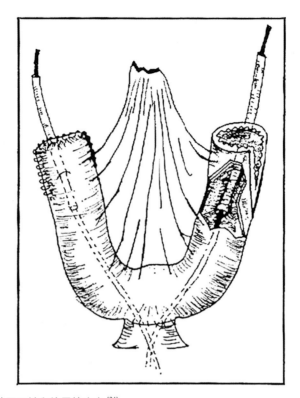

图 2.8　由 Camey 普及的回肠袢和输尿管吻合 [24]

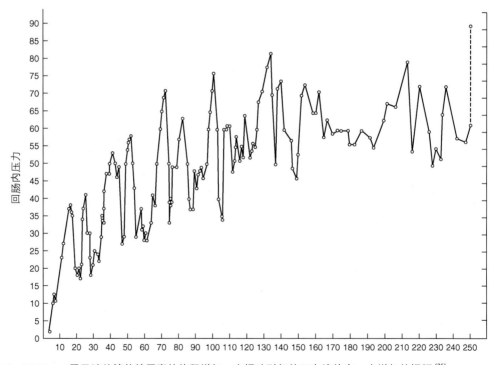

图 2.9　Mellinger 展示随着管状储尿囊的体积增加，由蠕动引起的压力峰值有一个增加的振幅 [25]

- 20 世纪 50 年代，Tasker 和 Giertz 提出切断肠管的环行纤维，这是向制作低压储尿囊迈出的重要一步 [27, 28]。
- 最理想储尿囊的突破产生于 1959 年，Goodwin 的杯形补片技术将回肠段横断交叉折叠形成了一个球形的储尿囊 [29]（图 2.11）。

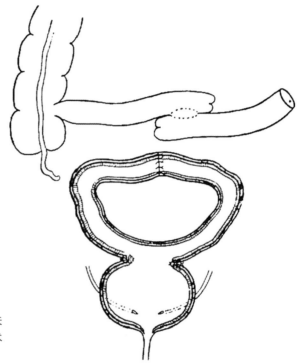

图 2.10 人们很早就意识到了由蠕动引起的尿失禁问题。1923 年 Scheele 建议应用环形膀胱技术去克服这一问题 [26]

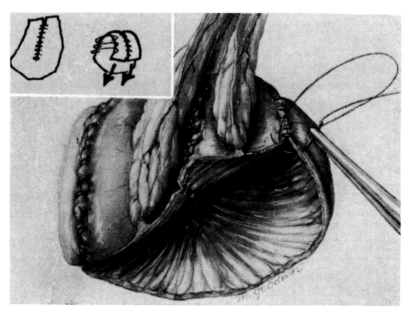

图 2.11 利用杯形补片技术将对系膜缘的一段回肠双折叠形成了一个低压储尿囊，其最大特点是在保证最优体积的同时具有最小的重吸收面积，而且不会产生同步收缩 [29]

- 1964 年，Ekman 和 Kock 描述了杯形补片技术较管状和新管状储尿囊具有明显的优势 [30]。

- 1969 年，Kock 发表了第一例全膀胱切除术后应用回肠膀胱的可控膀胱手术 [31]。他利用的基本技术就是 Goodwin 的杯形补片技术。

- 1976 年，Leisinger 报道了应用 Kock 技术进行原位膀胱尿液分流的临床研究 [32]。

参·考·文·献

[1] Simon J. Ectopia vesicae. Lancet. 1852;2:568.

[2] Tizzoni G, Foggi A. Die Wiederherstellung der Harnblase. Zentralbl Chir. 1888;15:921.

[3] Rutkowski M. Zur Methode der Harnblasenplastik. Zentralbl Chir. 1899;26:473.

[4] Mauclaire P. De quelques essais de chirurgie expérimentale applicables au traitement (a) de l'exstrophie de la vessie; (b) des abouchements anormaux du rectum; (c) des anus contre nature complexes. 9ème Congr franç Chir. 1895:546.

[5] Gersuny R. Wiener Med Wochenschr. 1898;11:990.

[6] Maydl K. Über die Radikaltherapie der Ectopia vesicae urinariae. Wien Med Wochenschr. 1894;44:25.

[7] Heitz-Boyer M, Hovelacque A. Création d'une nouvelle vessie et d'un nouvel urètre. J Urol (Paris). 1912;18:237.

[8] Verhoogen J, De Graeuwe A. La cystectomie totale. Folia Urol. 1908;3:629.

[9] Makkas M. Zur Behandlung der Blasenektopie. Umwandlung des ausgeschalteten Coecum zur Blase und der Appendix zur Urethra. Zentralbl Chir. 1910;37:1073.

[10] Lengemann P. Ersatz der exstirpierten Blase durch das Coecum. Zentralbl Chir. 1912;39:1697.

[11] Coffey RC. Physiologic implantation of the severed ureter or common bile-duct into the intestine. JAMA. 1911;56:397.

[12] Lemoine G. Création d'une vessie nouvelle par un procédé personnel après cystectomie totale pour cancer. J Urol Med Chir. 1913;4:367.

[13] Schoemaker van Stockum WJ, Sträter M. Intra-abdominale plastieken. Ned Tijdschr Geneeskd. 1911;55:823.

[14] Seiffert L. Die Darm-Siphonblase. Arch Klin Chir. 1935;183:569.

[15] Bricker E. Bladder substitution after pelvic evisceration. Surg Clin North Am. 1950;30:1511.

[16] Hamer E. Cancer du colon sigmoide dis ans après implantation des uretères d'une vessie extrophiée. J Urol (Paris). 1929;28:260.

[17] Boyd JD. Chronic acidosis secondary to ureteral transplantation. Am J Dis Child. 1931;42:366.

[18] Gilchrist RK, Merricks JW, et al. Construction of a substitute bladder and urethra. Surg Gynecol Obstet. 1950;90:752.

[19] Gallo AG. Nueva tecnica de exclusion de la vejiga etc. Bol Trab Acad Argent Cir. 1946;30:604.

[20] Santander E. Construccion de un reservoirio vesical (neo vejiga). Bol Hosp Vargas San Cristobal

Venez. 1952;1:61.

[21] Mann FC, Bollman JL. A method for making a satisfactory fistula at any level of the gastrointestinal tract. Ann Surg. 1931;93:794.

[22] Couvelaire R. Le réservoir iléale de substitution après la cystectomie totale chez l'homme. J Urol (Paris). 1951;57:408.

[23] Pyrah LN. Use of segments of small and large intestine in urological surgery, with special reference to problem of ureterocolic anastomosis. J Urol. 1957;78(6):683–720.

[24] Camey M, Le Duc A. L'entéro–cystoplastie après cysto–prostatectomie totale pour cancer de vessie. Ann Urolog. 1979;13:114–23.

[25] Mellinger GT, Suder GL. Ileal reservoir (ureteroileourethral anastomosis); method of urinary diversion. J Am Med Assoc. 1958;167(18):2183–6.

[26] Scheele K. Über Vergrösserungsplastik der narbigen Schrumpfblase. Brun's Beiträge Klein Chir. 1923;29:414–22.

[27] Tasker JH. Ileo–cystoplasty: a new technique. An experimental study with report of a case. Br J Urol. 1953;25:349.

[28] Giertz G, Franksson C. Construction of a substitute bladder, with preservation of urethral voiding, after subtotal and total cystectomy. Acta Chir Scand. 1957;111:218.

[29] Goodwin WE, et al. "Cup–patch" technique of ileocystoplasty for bladder enlargement or partial substitution. Surg Gynecol Obstet. 1959;108:240.

[30] Ekman H, Jacobsson B, Kock N, et al. The functional behaviour of different types of intestinal urinary bladder substitutes. Congr Int Soc Urol London. 1964;2:213.

[31] Kock NG. Intraabdominal "reservoir" in patients with permanent ileostomy. Preliminary observations on a procedure resulting in fecal "continence" in five ileostomy patients. Arch Surg. 1969;99:223.

[32] Leisinger HJ, Säuberli H, et al. Continent ileal bladder: first clinical experience. Eur Urol. 1976;2:8.

3

膀胱切除术中的优化麻醉
改进术后疗效：关键点回顾

Patrick Y. Wuethrich

本文回顾了根治性膀胱切除与尿流改道术优化麻醉期间需要考虑的要点，旨在减少失血、降低术后并发症发生率，并改善原位膀胱置换患者的功能结果。这些目标可以主要通过胸部硬膜外镇痛（TEA）的使用来实现术中、术后阿片类药物的最小给药，结合去甲肾上腺素的连续给药，促进限制术中液体的输入，旨在实现零液体平衡。

3.1 围手术期 TEA 改善疼痛管理并促进术后恢复

- TEA 保证腹腔开放手术后足够的术中和术后镇痛，并减少了对全身性阿片类药物使用的需求 [1]。TEA 提供镇痛优于阿片类药物的全身给药并且允许早期活动，从而促进手术后的恢复。

- TEA 镇痛效果好，术后膈肌功能好，可以显著降低肺不张、肺部感染和低氧血症的发生率 [2]。

- 局部麻醉药的硬膜外给药引起了节段性阻滞，导致沿着阻塞路径的皮肤组织（理想的是 $T_5 \sim T_{12}$）产生交感神经阻滞。这可以减少手术后的压力和炎症反应，降低高危患者心血管并发症的发生率（对围手术期心肌缺血的保护作用）[3-5]。

- TEA 加速肠功能恢复，并减少术后肠梗阻发病率和持续时间。这是由于节段性神经阻滞引起的抑制痛觉神经的传入和交感神经的传出（减少或停止阿片类药物使用），但不影响副交感神经（迷走神经和骶神经）活动（增加胃肠动力）。这就允许早期进食，加速术后恢复 [6]。

- TEA 减少术后氮代谢和氨基酸氧化，在接受结直肠手术的患者中，减少体内蛋白质的分解代谢[7]。

- 在严格掌握禁忌证（例如，出血性疾病、抗凝）的情况下，TEA 被认为是安全的操作。但是，并发症确实存在并且可以很严重 [神经轴血肿和脓肿造成永久性损害，包括截瘫的发生率:(1:50 000)~(1:100 000)]。[8]另外，TEA 相关联的术后并发症如低血压和直立性不耐受等，可以通过使用血管加压剂来补偿。

- 在根治性膀胱切除和回肠原位膀胱术中，在麻醉诱导后应当立即进行 TEA，用以减少术中阿片类药物并减少手术应激反应。然而，重要的是硬膜外麻醉输注局部麻醉药（作者用 0.25% 布比卡因）应当在盆底淋巴结清扫结束立即停止，以避免 TEA 期间迷走神经活跃和交感神经阻滞造成的小肠收缩，以致通常在 60~90 分钟后进行的膀胱重建过程中小肠段切除过多。TEA 应在尿道吻合完成后重新激活。

- 在作者的经验中采用 0.1% 布比卡因、肾上腺素 2 μg/ml 及芬太尼 2 μg/ml 混合使用。TEA 持续使用直到恢复正常的胃肠功能（大约术后 5 天）。

- 去除 TEA 后，镇痛最好通过口服羟考酮，结合纳洛酮 12 小时 1 次。纳洛酮阻断外周作用的 μ 阿片受体，而不损害口服羟考酮的中枢阿片类药物作用。

- 在存在禁忌证或患者拒绝接受 TEA 的情况下，应考虑效果稍差的替代方法，像腹膜前或腹平面神经阻滞。因为这两个外周神经阻滞可以减少阿片类药物用量。然而，这些不如 TEA 有效[9]。

- 推荐给予外周作用的 μ 阿片受体拮抗剂（爱维莫潘、甲基纳曲酮），用于未接受 TEA 的患者，应在施用阿片类药物之前开始，通常在手术前的晚上[10]。

3.2 术中连续去甲肾上腺素输注与限制性静脉液体输入相结合

必须补充围手术期失去的液体才能维持器官生理功能。关于术中补充液体的问题，无论术中液体究竟要补充多少、补充什么（胶体液还是晶体液），是否同时应当使用血管加压药，还是只进行目标导向的血流动力学治疗，旨在保障心脏每搏输出量，都一直存在争议[11-13]。

3.2.1 持续去甲肾上腺素输注

麻醉药和镇痛药的使用与 TEA 的使用不可避免的诱发血管麻痹，引起低血压，传统上作者习惯用大量补液的方法维持血压（图 3.1a）。血管加压药的使用是一个有价值的、合理的替代方案来抵消交感神经张力下降和由此引起的低血压（图 3.1b）。去甲肾上腺素

具有很强的 α- 肾上腺素能，只有轻微的 β- 肾上腺素能作用，抵消麻醉引起的血管舒张和随之而来的低血压，并确保足够的器官灌注 [14]。另外，使用 30° 头低足高位进行膀胱切除术的患者有助于改善心脏前负荷，从而支持足够的心输出量和血压。

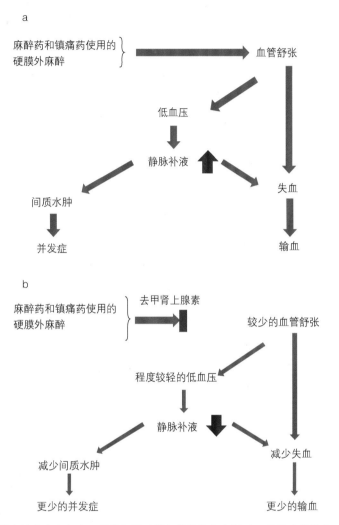

图 3.1 a. 麻醉诱发的血管扩张和低血压通常是通过增加静脉补液来抵消，易导致并发症；b. 使用去甲肾上腺素抵消麻醉剂 / 镇痛剂和硬膜外镇痛的血管舒张作用的原理

　　使用去甲肾上腺素的顾忌是它潜在的损害微循环。事实上，在大型手术的限制性液体管理期间使用去甲肾上腺素来抵消低血压已经被动物模型（猪）的实验证明，这些实验证明局部肝脏血流量没有被影响，对肠组织中的氧张力也没有影响 [14]。Hiltebrand 等人研究证明，在限制性液体管理期间的轻度低血压，可以用连续的去甲肾上腺素给药治疗而不影响小肠供氧 [14]。另外，绵羊模型中连续以 0.4 μg/（kg·min）的剂量施用去

甲肾上腺素可增加肾血流量和尿量以及增加冠状动脉血流量，而肠系膜血流没有任何变化[15]。

3.2.2 去甲肾上腺素与限制性补液合用降低术后并发症的发生率

在前瞻性随机临床试验的情况下，作者最近评估了去甲肾上腺素 / 限制性静脉补液方案和不使用去甲肾上腺素的标准静脉补液方案两种不同方法对于术中补液的影响。比较了两组患者在开腹根治性膀胱切除术并尿流改道的术后并发症发生率（主要终点）、术中失血量和输血率（次要终点）[16, 17]。去甲肾上腺素组接受连续的去甲肾上腺素，从麻醉诱导期间即开始输注 [2 μg/(kg·h)]，同时给予静脉补液 1 ml/(kg·h)，直到膀胱切除后，然后给予静脉补液 3 ml/(kg·h)，直至手术结束。去甲肾上腺素输注率最终增加 [高达 8 μg/(kg·h)]，以维持正常血压。这种方法中，患者接受的中位数晶体液量为 1 700 ml，去甲肾上腺素输注的中位数为 3.6 μg/(kg·h)。对照组通过静脉补液，输注速率为 6 ml/(kg·h)，术中增加补液量来校正低血压，术中中位数晶体液施用量为 4 300 ml。

术中出血量在去甲肾上腺素组明显下降（800 ml vs 1 200 ml），有趣的是，输血率不仅在术中减少（8% vs 33%），而且在整个住院过程中均减少（33% vs 60%）（图 3.2）[17]。

在去甲肾上腺素组未观察到术后体重增加病例，相比之下对照组术后体重增加 2 kg。去甲肾上腺素组也有更快恢复的肠道功能和较低的胃肠并发症发生率（6% vs 37%）。

去甲肾上腺素组的总体并发症发生率显著降低（52% vs 73%），而术后 90 天内，严重并发症减少接近 50%（Ⅲ ~ Ⅴ级，根据 Clavien–Dindo 分级）（13% vs 25%）（图 3.3）[16]。

由于并发症发生率较低，住院的中位时间显著减少了 2 天[16]。

3.6 μg/(kg·h) 的去甲肾上腺素剂量为低剂量，并且没有发生临床相关乳酸血浆水平增加或病理性低中心静脉血饱和度[16]。另外，在未使用去甲肾上腺素的对照组中记录到了脑钠肽（BNP）血浆水平的显著增加，BNP 血浆水平的增加是心脏扩张的一个可靠指标，也是一个心功能不全的早期信号。液体超负荷在心脏病患者中可能是有害的。

3.2.3 关于在根治性膀胱切除术和尿道改道术中液体损失的具体考量和补充

标准的围手术期补液旨在通过补充因出血、出汗以及液体向第三空间转移和手术部位渗出而失去的液体，来维持基础液体需求，它也旨在补偿血管麻痹导致低血压的神经轴阻断效应（图 3.1a）。这种传统方法不可避免地导致术后正液体平衡，通常由术后第一天体重增加所证明。此液体过载的主要原因是对体液流失量的高估。传统上认为的液体向第三空间的转移是值得怀疑的，也有可能是不存在的[18]。正常情况下，皮肤汗液蒸发

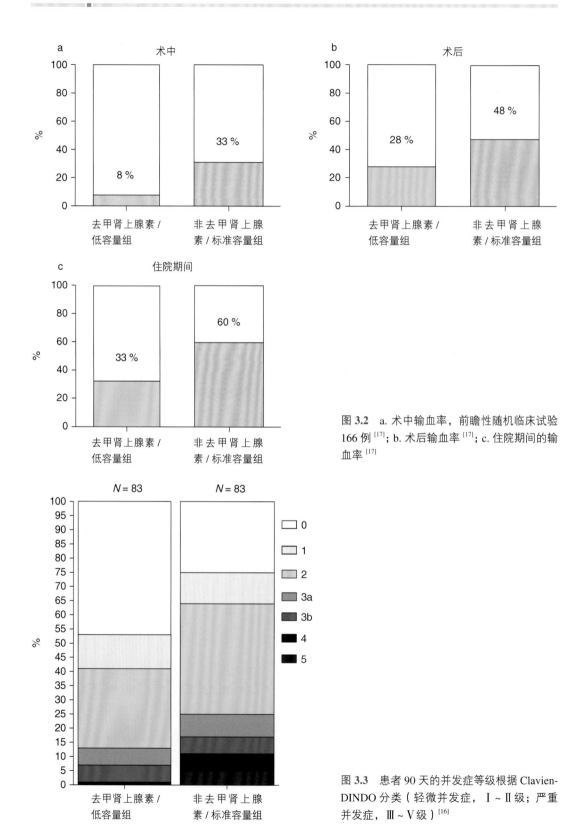

图 3.2　a. 术中输血率，前瞻性随机临床试验 166 例 [17]；b. 术后输血率 [17]；c. 住院期间的输血率 [17]

图 3.3　患者 90 天的并发症等级根据 Clavien-DINDO 分类（轻微并发症，Ⅰ~Ⅱ级；严重并发症，Ⅲ~Ⅴ级）[16]

造成的液体损失约为 0.5 ml /(kg·h)，并在术中增加至最大 1 ml /(kg·h) [19]。

根据教科书建议的腔内大手术中，补液量为 10~15 ml /(kg·h) 不是以循证医学为基础，并且越来越多地遭到质疑 [11, 12, 20]：一个多中心随机临床试验评估证实，结直肠手术过程中，严格的静脉限制液体入量，使术后零增重，且胃肠功能恢复较快，术后减少并发症和缩短住院时间。

术后体重增加是液体超负荷的可靠标志，与术后并发症发生率和死亡率增加相关 [12, 21]。这已经在接受根治性膀胱切除 + 尿流改道术的患者中被证实 [16]。

相比于术后液体零平衡组（即术后无体重增加组），晶体溶液的大量施用不可避免地导致间质性肺水肿和胃肠道并发症增加 [12]。另外，由于过度补液引起的术后体重增加与肠吻合相关并发症的发生率增加密切相关 [22, 23]。

另一项研究表明，在神经阻滞期间先行加载静脉给液量是无效的，因为它不能预防麻醉相关的低血压 [24]，并导致液体超载和术后体重增加。

一个经常听到的论点是，术中大量静脉输液可以维持正常血压和保护器官功能，尤其是肾功能。然而，大量静脉给液的方案尚未被证明可以降低术后急性肾功能衰竭的发病率 [25]。基本上，手术期尿量减少，是抗利尿激素（ADH）醛固酮 – 肾素 – 血管紧张素 II 系统激活而造成。手术后不可感知的皮肤蒸发损失导致高渗状态并不能通过给予更多的等渗晶体溶液来补偿，尤其是在肾功能下降的患者中。这导致 ADH 的上升，增加 ADH 分泌，增强肾对水的重吸收，同时增加肾脏分泌醛固酮和肾素导致钠的保存和钾的排泄。因此，患者尿量减少并得以保留体液。Matot 等人报道胸腔镜手术中，补液量加倍不会影响尿量 [26]。尿量本身不是肾脏功能的标志。

生理平衡的晶体溶液（乳酸林格液或马来酸林格液）应该用来代替 0.9% 的氯化钠溶液。使用大量 0.9% 氯化钠溶液进行液体复苏可导致高氯血症和高氯代谢性酸中毒，从而减少肾血流量。在一项观察性研究中显示，腹部大手术的围手术期，使用平衡晶体溶液，与使用 0.9% 的氯化钠溶液相比，术后感染率、肾脏替代疗法使用率、输血率和与酸中毒有关的各项检查的使用率全部明显降低 [27]。

需要补充术中的失血是显而易见的。可是，静脉补液的效果，不同的条件下可能非常不同。实验证明，在麻醉状态下，患者的肾脏对晶体液的清除能力，只是正常状态下的 15%~20% [28]。传统的据失血量计算的晶体液（3:1）或胶体液（1:1）的补液量，可造成一过性的容量扩张，导致严重的术后再出血 [29]。一过性的容量扩张可以破坏上皮细胞的糖原层，导致液体和蛋白质向间质渗透，从而造成间质性水肿（图 3.1a）。

胶体液作为失血的补充，并不比晶体液更好。由于上皮层屏障的破坏，胶体分子可以和自由水一起向间质渗透。这导致更多的液体进入间质。随之而来的血管腔和间质之间水压和胶体渗透压变化，以及这些高分子颗粒更长地保留在间质，促进间质水肿的持续时间更长[21]。此外，因为它们对凝血的负面影响[30]及其诱发急性肾功能衰竭的危险性，胶体的使用在今天比以往受到更多的质疑。相反，小心使用适量的晶体液以避免高血容量状态被认为是更安全的做法[31]。

作者可以证明去甲肾上腺素与限制性补液合用可显著降低输血率，输血量可能对癌症的预后发展以及行根治性膀胱切除术患者的总体存活率有负面影响[32]，这一发现是有意义的。另外根据指导方针，应严格考虑输血的指征。据美国麻醉医师协会指南，如果血红蛋白（Hb）< 6 g/dl，大多数情形需要输血，而在血红蛋白 > 10 g/dl 的情况下，几乎从来不需要输血[33]。对于 Hb 在 6~10 g/dl 的患者，则取决于患者相关因素，如年龄、潜在的心脏疾病、失血量和总体临床状态（组织氧合不足的风险）。

总之，使用去甲肾上腺素来拮抗麻醉药和 TEA 的血管舒张作用，使作者能够在限制性补液的条件下完成手术，旨在术后零体重增加。这是比过度补液更为合理的维持术中血压的方法。这种方法减少了围手术期液体转移并对术后结果产生积极影响。术中防御性的补充液体以拮抗血管扩张以及使用尿量测量来判断监测肾功能的想法都是今天应当摒弃的。从外科手术术野的蒸发导致高渗状态，可能因为使用 0.9% 氯化钠溶液而进一步加重。麻醉期间的低尿量不应当被认为是肾损伤的征兆，应被解释为是 ADH 分泌的生理性增加以保持等渗状态的必然结果。

要点

开放根治性膀胱切除 + 回肠原位新膀胱术麻醉要点：

(1) 将系统性阿片类药物的围手术期给药降至最低。

(2) 使用 TEA，因为 TEA 加速术后恢复，减少术后肺部并发症，并允许较少或不需要系统性阿片类药物给药。

(3) 胸腔硬膜外阻滞后，不需预防性补液。

(4) 在盆腔淋巴结清扫结束时停止 TEA，这利于准确测量回肠肠段的长度。

(5) 去甲肾上腺素输注开始剂量应为 2 μg/(kg·h)，以抵消麻醉剂 / 镇痛剂的血管舒张的副作用，并且避免限制性补液造成的组织氧合不足。

(6) 围手术期静脉内补液应当着眼于补充生理性的损失 [0.5~2 ml/(kg·h)] 和术中失血，而第三空间的液体损失可以忽略不计。

(7) 术后体重零增加应作为间质性水肿的可靠指标。急性高血容量和液体超负荷会损害上皮细胞的糖原层导致液体在间质积累，导致术后并发症增加。

（8）在大手术期间尿量减少是生理性的，不应当被作为判断低血容量或者肾脏功能的替代参数。

（9）胶体的使用必须避免，因为其妨碍凝血功能、增加术中失血量，并且可能有肾毒性。

------ **参·考·文·献** ------

[1] Wu CL, et al. Efficacy of postoperative patient–controlled and continuous infusion epidural analgesia versus intravenous patient–controlled analgesia with opioids: a meta–analysis. Anesthesiology. 2005;103(5):1079–88.

[2] Ballantyne JC, et al. The comparative effects of postoperative analgesic therapies on pulmonary outcome: cumulative meta–analyses of randomized, controlled trials. Anesth Analg. 1998;86(3):598–612.

[3] Svircevic V, et al. Thoracic epidural anesthesia for cardiac surgery: a randomized trial. Anesthesiology. 2011;114(2):262–70.

[4] Svircevic V, et al. Meta–analysis of thoracic epidural anesthesia versus general anesthesia for cardiac surgery. Anesthesiology. 2011;114(2):271–82.

[5] Holte K, Kehlet H. Epidural anaesthesia and analgesia – effects on surgical stress responses and implications for postoperative nutrition. Clin Nutr. 2002;21(3):199–206.

[6] Carli F, et al. Epidural analgesia enhances functional exercise capacity and health–related quality of life after colonic surgery: results of a randomized trial. Anesthesiology. 2002;97(3):540–9.

[7] Lattermann R, et al. Epidural blockade modifies perioperative glucose production without affecting protein catabolism. Anesthesiology. 2002;97(2):374–81.

[8] Cook TM, Counsell D, Wildsmith JA. Major complications of central neuraxial block: report on the Third National Audit Project of the Royal College of Anaesthetists. Br J Anaesth. 2009;102(2):179–90.

[9] Jouve P, et al. Epidural versus continuous preperitoneal analgesia during fast–track open colorectal surgery: a randomized controlled trial. Anesthesiology. 2013;118(3):622–30.

[10] Lee CT, et al. Alvimopan accelerates gastrointestinal recovery after radical cystectomy: a multicenter randomized placebo–controlled trial. Eur Urol. 2014;66(2):265–72.

[11] Brandstrup B, et al. Which goal for fluid therapy during colorectal surgery is followed by the best outcome: near–maximal stroke volume or zero fluid balance? Br J Anaesth. 2012;109(2):191–9.

[12] Brandstrup B, et al. Effects of intravenous fluid restriction on postoperative complications: comparison of two perioperative fluid regimens. Ann Surg. 2003;238(5):641.

[13] Futier E, et al. Conservative vs restrictive individualized goal–directed fluid replacement strategy in major abdominal surgery: a prospective randomized trial. Arch Surg. 2010;145(12):1193–200.

4

为什么要行保留神经的膀胱切除术

Bastian Amend and Arnulf Stenzl

4.1 神经保留膀胱切除术的概述

对保留背外侧神经血管束以避免根治性前列腺切除术后勃起功能障碍重要性的首次描述是在 30 多年前[1]。不像手术治疗前列腺癌那样，长期以来，人们并不考虑根治手术治疗膀胱癌的性功能保留问题。移行细胞癌的恶性度比较高，膀胱癌往往初始诊断就是在晚期阶段以及对基本的神经解剖学和神经功能知识的欠缺，这可能是外科医师普遍不愿意尝试保留神经的原因。近期在根治性膀胱切除 + 原位新膀胱的适宜患者中，尝试保留单侧（肿瘤对侧）神经的手术经验使这成为可能[2, 3]。本文总结了男性和女性骨盆神经解剖学，以及保留神经根治性膀胱切除术对尿控、自主排尿、性功能的疗效。

4.2 骨盆的生理神经解剖学

- 周围神经系统细分为躯体神经系统和自主神经系统[4]。
- 自主神经系统细分为交感神经和副交感神经系统[4]。
- 阴部神经是躯体神经系统在骨盆最重要的代表，通常阴部神经起源于骶神经丛，在骶骨 S_3 和 S_4（有时外加 S_2），阴部神经通过梨状肌及尾骨之间的部位，从坐骨大孔的下方离开骨盆。阴部神经通过骶棘韧带的外侧，从坐骨小孔围绕坐骨棘（深盆腔手术和经阴道阴部神经麻醉的解剖标志）再进入骨盆。之后会伴随着动脉及阴部内静脉，沿着坐骨直肠窝的侧壁往上往前，和内动脉与内静脉包覆在闭孔肌筋膜的鞘中，称为阴部管（也被称为阿尔科克管）。阴部神经在阴部管内会分支，先分支为内直肠神经，之后是会阴神经，最后是男性的阴茎背神经或是女性的阴蒂背神经[4, 5]。
- 从椎体水平 $T_1 \sim L_2$ 延伸的交感干主要包括交感神经系统。纤维起源于不同脊髓水平的中间外侧核，这些核团中的神经元发出纤维经前根进入脊神经，再经白交通支入交感干。许多轴突在经过神经节切换后离开躯干经灰交通支返回脊神经，伴血管形成神经丛，随动脉分布所支配的器官[4]。

- 盆腔器官的交感神经支配（L_1 和 L_2）来源于上腹下神经丛（位于主动脉分叉处），双侧连接至下腹下神经丛（称为盆腔丛）（纤维位于输尿管和髂总动脉交界的近端和内侧），或来自骶骨内脏神经，主要是交感干骶神经节节后纤维[4, 6, 7]。

- 骨盆的副交感神经支配（包括从结肠脾曲开始的结肠）来源于骶脊髓（S_2~S_4）。节前至节后副交感神经支配的切换发生在末端器官附近或直接进入末端器官。盆神经丛通过骨盆内脏神经接收副交感神经纤维，其穿过骶骨前孔[4, 7, 8]。

- 骨盆神经丛和相邻的神经支配具有性别特征，如下图的说明（图 4.1）。

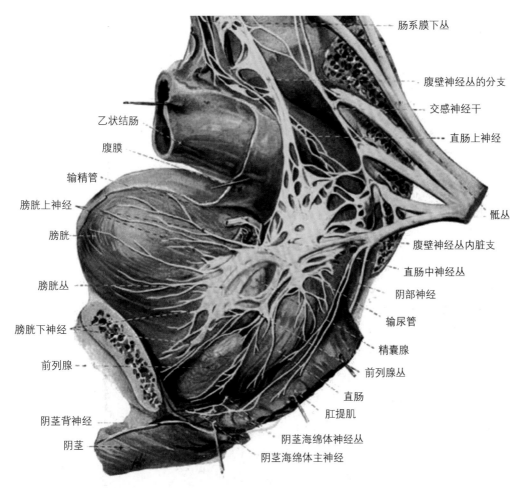

图 4.1 W. Spaltenholz 于 1920 年在他的著作 *Anatomie des Menschen* 说明骨盆神经丛的形成。交感神经纤维从上骨盆神经丛和骶骨内脏神经形成，而副交感神经纤维起源于盆腔内脏神经。本图也显示了阴部神经骨盆内分支的走向和盆腔底部的分支

4.2.1 女性骨盆（图 4.2）

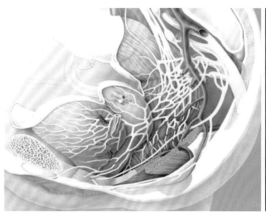
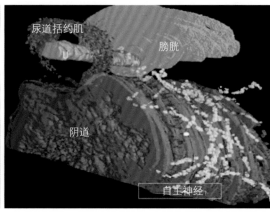

图 4.2　女性患者的盆腔神经丛。子宫颈旁和阴道旁组织包含相关的交感神经和副交感神经结构，应在保留神经的盆腔手术时给予保留（左图，示意图；右图，三维重建的阴道旁自主神经分布 [5]）

- 骨盆丛位于两侧髂内动脉的内侧。该丛从直肠和阴道的外侧延伸至膀胱颈部。子宫直肠陷窝是定位保留神经的极好解剖标志 [4, 9]。
- 盆腔神经丛的背侧部分配给内脏（直肠）提供神经支配，腹侧部分给泌尿生殖道提供神经支配 [7, 8]。
- 由于骨盆丛在脚端与阴道侧壁非常接近，在头端与子宫颈非常接近，这些结构对保留神经和不保留神经的根治性盆腔手术非常重要 [10]。
- 膀胱颈和近端尿道直接紧邻自主神经的骨盆丛，它走行至盆底，包括尿道括约肌、尿道和阴蒂 [4, 7, 11, 12]。

4.2.2 男性骨盆（图 4.3）

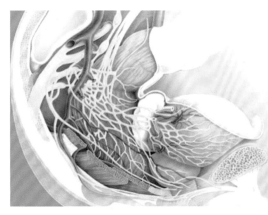
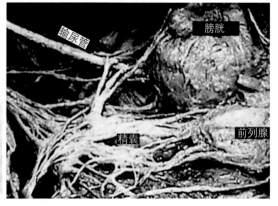

图 4.3　男性患者的盆神经丛。精囊尖端和外侧边界以及前列腺的外侧是进行神经保留应当注意的主要解剖结构（左图，示意图；右图，尸体解剖研究 [5]）

- 与女性骨盆一样，男性的骨盆神经丛位于直肠外侧[8]。精囊的尖端和外侧是骨盆神经丛远端纤维神经保护的解剖标志[10, 13, 14]。此外，膀胱颈和靠近精囊的前列腺之间的空隙也是神经纤维聚集的地方。

- 除了背外侧神经血管束负责支配勃起功能[1]，在前列腺前部和前外侧也被确认有不同类型的神经（副交感神经、交感神经、感觉神经）[15, 16]。

- 已经有研究表明，前列腺前外侧神经对近端尿道的平滑肌神经支配有着重要的意义[17]。

- 对于深入盆腔底部的神经研究还不充分。有证据表明背外侧纤维也有可能支配近端尿道[18]。

4.3 交感神经或副交感神经损伤的症状有哪些

- 副交感神经、交感神经和阴部神经的协作确保膀胱功能（储尿和排空）、尿道括约肌协调和性功能的能力。

- 两个自主神经系统的不同特性导致对泌尿生殖功能的相反影响。副交感神经系统负责通过平滑逼尿肌、近端尿道的神经支配（放松）控制排尿以及维持勃起功能，交感神经支配控制膀胱颈部和休息时尿道的张力。此外，膀胱的敏感性也由交感神经系统介导（β受体激动剂导致排尿的紧迫感降低）。

4.3.1 血管结构保留的重要性

- 尽管保存神经支配似乎是决定的主要因素，但泌尿生殖系统手术，特别是根治性膀胱切除术后的功能恢复可以长达 24 个月，这与神经再生速度可达每天 1~3 mm 存在差异，显示可能还有其他的机制在起作用[19, 20]。

- 血管（神经）结构切除导致的血管化减少，伴随（暂时）缺血可能解释了恢复期比较长的缘故[20, 21]。其中，副血管（如副阴部动脉）的影响和重要性仍然不清楚[22]。

4.3.2 尿控

- 不同作者描述了保留神经的前列腺切除术对术后尿失禁的积极影响[23, 24]。似乎是自主神经纤维有助于尿道括约肌功能。临床数据符合术中电生理刺激导致尿道压力增加的结果[25]。

- 根治性膀胱切除 + 原位新膀胱术中单侧或双侧神经保留都已被证实对维持白天和夜间的尿控有显著作用[12]。

- 在肿瘤治疗效果不受影响的情况下，建议考虑自主神经（主要是交感神经）在非肿

瘤一侧的保留 [6, 13]。

- 根治性膀胱切除术 + 回肠新膀胱术后，失禁患者近端膜部尿道的敏感性降低，而球部尿道的敏感性或远端女性尿道敏感性则不受影响 [26, 27]。这导致了自主神经支配膜部 / 近端尿道假说 [27, 28]。这符合动物研究的发现，即自主神经退变后造成尿道括约肌结构改变的结果 [11]。

- 减少尿道敏感性可能通过减少"警觉反射"来减少尿失禁，这通常会在增加腹肌张力（快速抽搐肌肉纤维）导致腹压突然升高或存在膜部或近端的尿道"第一滴尿滴落"的情况下发生。

- 男性和女性的尿道括约肌复合体都由外部的"Ω"形状的横纹肌包围着内层纵向和环形的平滑肌组成 [29]。

- 阴部神经控制横纹括约肌是众所周知的，由于阴部神经穿过骨盆底，因此根治性膀胱切除术不影响躯体神经支配。

- 自主神经去神经支配已被证明可以影响平滑肌，特别是在括约肌复合体近端部分的平滑肌结构，造成内在的括约肌功能不全。动物实验已经证明了双侧自主神经去神经术后导致的平滑肌改变 [11]。

- 在老年患者中，由于它们的尿道括约肌较弱，自主神经保留对尿控的好处可能更多。年轻患者可能能够更好地代偿在晚期肿瘤情况下不保留神经切除术中造成的括约肌减弱。

- 在一些男性患者中，由于术后球海绵体肌张力的减低，造成球部尿道扩张而发生排尿后滴沥的现象。这个问题可以通过排尿后用手挤压按摩会阴部位来解决 [30]。

总之，阴部神经支配远端部分的横纹括约肌和周围盆底肌肉，也负责远端尿道的感觉输入。自主神经，特别是来自盆腔神经丛的交感神经纤维促进膜部 / 近端尿道感觉神经支配，并有助于平滑肌的神经支配和维持静息状态的尿道张力，特别是在尿道近端。在根治性膀胱切除术 + 原位新膀胱术中自主神经保留，对老年患者尤其有利。但是总体肿瘤控制是最重要的，不应因为试图保留神经而受到损害。

4.3.3 性功能

- 在前列腺切除术中，避免术后勃起功能障碍是保留神经的主要考量，而在膀胱切除术中，作者优先考虑的则是神经保留对尿控的正面影响 [14, 31]。

- 通过骨盆丛的骶脊髓的副交感神经纤维负责勃起功能。

- 在保留或者不保留神经的根治性膀胱切除术后，关于男性患者勃起功能恢复的数据当前并不多。

- 现有数据表明，保留神经的根治性膀胱切除术和不保留神经手术比较，对术后勃起功能的影响较小。此外如果肿瘤学上是可行的，双侧自主神经保存似乎优于单侧保留[32-34]。

- 患者年龄与根治性膀胱切除术后勃起功能恢复呈负相关[34]。

- 根治性膀胱切除术对女性性功能的负面影响众所周知。可控性经皮肤尿流改道和原位新膀胱患者与不可控性尿流改道患者相比，性功能受损较少。

- 关于在女性膀胱全切手术中保留血管神经对女性性功能的影响，现有资料有限[35]。

　　总之，尽管目前关于膀胱切除术后患者的数据很有限，但是自主神经（副交感神经和交感神经纤维）的保留在男性患者中可改善勃起功能恢复，在女性患者中能够防止性功能丧失（例如阴道润滑、性高潮、疼痛性性功能障碍）。

4.4 女性患者自主性排尿障碍

- 根治性膀胱切除术后使用原位回肠新膀胱造成残余尿量过高而需要间歇性无菌导尿的情况在女性中比男性患者更常见[36, 37]。

- 在女性回肠新膀胱患者中，可能有很多原因导致显著的残余尿，包括吻合口狭窄、肿瘤复发、新膀胱颈回肠瓣膜、前方或者后方支撑减少造成的脱垂（例如阴道脱垂），还有自主神经支配的丧失[37]。

- 切除自主神经会导致近端尿道的去神经支配从而导致近端尿道平滑肌的功能缺陷（如上所述）。因此，近端尿道变成一个宽大的软管，存在扭结而造成尿道梗阻的风险。此外，平滑括约肌功能减弱可能导致压力性尿失禁合并尿道扭结引起的高残余尿同时发生[14]。

- 另外，可以想见单纯副交感神经的损害可能会导致自主神经系统失衡，并伴随着由交感神经张力增加诱发的尿道闭合压力升高，从而导致类似于典型的逼尿肌–括约肌不协调综合征的情形。

　　总之，在女性患者根治性膀胱切除术＋回肠原位新膀胱术中，自主神经的保留减少了术后残余尿导致需要间歇性导尿的风险。近端尿道解剖和功能完整性的保留，包括括约肌复合体中平滑肌的成分，可以解释这种现象。

参·考·文·献

[1] Walsh PC, Donker PJ. Impotence following radical prostatectomy: insight into etiology and prevention. J Urol. 1982;128(3):492–7.

[2] Witjes JA, et al. EAU guidelines on muscle–invasive and metastatic bladder cancer: summary of the

2013 guidelines. Eur Urol. 2014;65(4):778–92.

[3] Gakis G, et al. ICUD–EAU International Consultation on Bladder Cancer 2012: radical cystectomy and bladder preservation for muscle–invasive urothelial carcinoma of the bladder. Eur Urol. 2013;63(1):45–57.

[4] Benninghoff A, Drenckhahn D. Anatomy. 16 ed. 2003, München/Jena: Urban & Fischer Verlag.

[5] Colleselli K, et al. The female urethral sphincter: a morphological and topographical study. J Urol. 1998;160(1):49–54.

[6] Schilling D, et al. Cystectomy in women. BJU Int. 2008;102(9 Pt B):1289–95.

[7] Baader B, et al. Autonomic innervation of the female pelvis. Anatomic basis. Urol A. 2004; 43(2):133–40.

[8] Baader B, Herrmann M. Topography of the pelvic autonomic nervous system and its potential impact on surgical intervention in the pelvis. Clin Anat. 2003;16(2):119–30.

[9] Netter FH. Atlas of human anatomy. 1st ed. Stuttgart/New York: Thieme; 1997.

[10] Bhatta Dhar N, et al. Nerve–sparing radical cystectomy and orthotopic bladder replacement in female patients. Eur Urol. 2007;52(4):1006–14.

[11] Strasser H, et al. Anatomic and functional studies of the male and female urethral sphincter. World J Urol. 2000;18(5):324–9.

[12] Turner WH, et al. The effect of nerve sparing cystectomy technique on postoperative continence after orthotopic bladder substitution. J Urol. 1997;158(6):2118–22.

[13] Hautmann RE, Botto H, Studer UE. How to obtain good results with orthotopic bladder substitution: the 10 commandments. Eur Urol Suppl. 2009;8:712–7.

[14] Madersbacher S, Studer UE. Contemporary cystectomy and urinary diversion. World J Urol. 2002;20(3):151–7.

[15] Eichelberg C, et al. Nerve distribution along the prostatic capsule. Eur Urol. 2007;51(1): 105–10; discussion 110–1.

[16] Sievert KD, et al. The Periprostatic Autonomic Nerves–Bundle or Layer? Eur Urol. 2008;54(5):1109–17.

[17] Kaiho Y, et al. Nerves at the ventral prostatic capsule contribute to erectile function: initial electrophysiological assessment in humans. Eur Urol. 2009;55(1):148–54.

[18] Alsaid B, et al. Division of autonomic nerves within the neurovascular bundles distally into corpora cavernosa and corpus spongiosum components: immunohistochemical confirmation with three–dimensional reconstruction. Eur Urol. 2011;59(6):902–9.

[19] Ninkovic M, Dabernig W. Flap technology for reconstructions of urogenital organs. Curr Opin Urol. 2003;13(6):483–8.

[20] Stenzl A. Pelvic neuroanatomy and recovery of potency. Eur Urol. 2009;55(2):284–6.

[21] Klotz L. Cavernosal nerve mapping: current data and applications. BJU Int. 2004;93(1):9–13.

[22] Allan R, et al. Prevalence of accessory pudendal artery. Clin Anat. 2012;25(8):983–5.

[23] Burkhard FC, et al. Nerve sparing open radical retropubic prostatectomy – does it have an impact on

urinary continence? J Urol. 2006;176(1):189–95.

[24] Stenzl A, Colleselli K, Bartsch G. Update of urethra–sparing approaches in cystectomy in women. World J Urol. 1997;15(2):134–8.

[25] Nelson CP, et al. Intraoperative nerve stimulation with measurement of urethral sphincter pressure changes during radical retropubic prostatectomy: a feasibility study. J Urol. 2003;169(6):2225–8.

[26] Hugonnet CL, et al. Decreased sensitivity in the membranous urethra after orthotopic ileal bladder substitute. J Urol. 1999;161(2):418–21.

[27] Hugonnet CL, et al. Urethral sensitivity and the impact on urinary continence in patients with an ileal bladder substitute after cystectomy. J Urol. 2001;165(5):1502–5.

[28] Kessler TM, Studer UE, Burkhard FC. Increased proximal urethral sensory threshold after radical pelvic surgery in women. Neurourol Urodyn. 2007;26(2):208–12.

[29] Wallner C, et al. The anatomical components of urinary continence. Eur Urol. 2009;55(4):932–43.

[30] Bader P, et al. Inefficient urethral milking secondary to urethral dysfunction as an additional risk factor for incontinence after radical prostatectomy. J Urol. 2001;166(6):2247–52.

[31] Madersbacher S, Hochreiter W, Studer UE. Tips and tricks for nerve–sparing cystectomy. Urologe A. 2004;43(2):151–5.

[32] Kessler TM, et al. Attempted nerve sparing surgery and age have a significant effect on urinary continence and erectile function after radical cystoprostatectomy and ileal orthotopic bladder substitution. J Urol. 2004;172(4 Pt 1):1323–7.

[33] Hekal IA, et al. Recoverability of erectile function in post–radical cystectomy patients: subjective and objective evaluations. Eur Urol. 2009;55(2):275–83.

[34] Schoenberg MP, et al. Local recurrence and survival following nerve sparing radical cystoprostatectomy for bladder cancer: 10–year followup. J Urol. 1996;155(2):490–4.

[35] Bhatt A, et al. Neurovascular preservation in orthotopic cystectomy: impact on female sexual function. Urology. 2006;67(4):742–5.

[36] Pichler R, et al. Orthotopic bladder replacement in women: focus on functional results of a retrospective, single–centre study. Scand J Urol. 2013;47(4):295–301.

[37] Lee RK, et al. Urinary diversion after radical cystectomy for bladder cancer: options, patient selection, and outcomes. BJU Int. 2014;113(1):11–23.

5

保留精囊的膀胱前列腺切除术：
可以期待什么

Frédéric D. Birkhäuser

保留精囊的膀胱前列腺切除术的主要目标是改善术后尿控和性功能。这个手术适合于那些强烈渴望保持性欲和性功能的患者。

5.1 精囊的解剖和功能

精囊左右各 1 个，是位于膀胱后下方由平滑肌覆盖的管状腺体。每个精囊长约 5 cm，但它们完全展开卷曲的腺体的全长约为 10 cm。血液供应来源于髂内动脉，就如同膀胱和前列腺一样。提供精囊的神经来源于盆神经丛和位于盆神经丛远端的神经节。精囊储存分泌的液体，最终与精子混合形成碱性精液，精囊液本身不含精子细胞。精囊分泌物含有果糖和多种为精子提供营养能量的物质。精囊液的排出，在交感神经系统刺激时发生[1]。

5.2 精囊在性行为中的作用

在男性中，精囊与性活动之间的关联早先未有记录。然而，自 19 世纪末以来，已有几名科学家在动物实验中研究了男性辅助性腺，特别是精囊，与性行为的关系，其中多数结果并不确定[2]。最近，作者进行的小鼠实验结果表明，因闭塞而充满的精囊对雄性小鼠的性行为有显著影响[3]（图 5.1）。这些发现与临床观察到保留精囊膀胱前列腺切除术后的患者比切除精囊腺的患者术后性欲更强的现象，让作者不禁质疑在膀胱前列腺切除术中切除精囊的必要性。

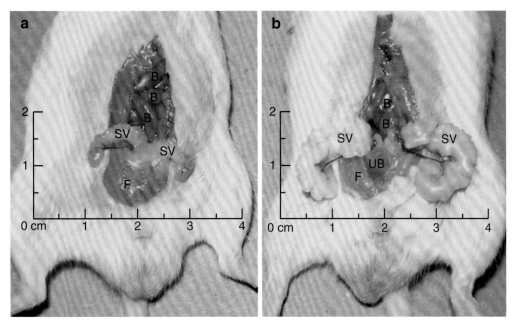

图 5.1 实验研究封闭精囊是否增加雄性小鼠的性活动。a. 假手术后的老鼠。精囊是正常尺寸（拉伸长度约 15 mm）；b. 精囊闭塞后的小鼠精囊。精囊闭塞的方法：暴露精囊周围的所有组织，然后在精囊底部放置一个小型钛结扎夹。精囊闭塞后，精囊扩大（拉伸长度为 25~30 mm），并且这些小鼠比对照组显著频繁交配。B，肠；F，脂肪；SV，精囊；UB，膀胱

5.3 膀胱切除术的手术演变：保留前列腺、输精管和（或）精囊

　　一些研究者提出了保留全部或部分前列腺、输精管和（或）精囊，以更好地维持术后尿控和性功能。这些方法都旨在尽量减少手术中靠近盆神经丛、神经血管束和外部尿道括约肌。作为第一批尝试这类手术的人之一，Spitz 等人在 1999 年报道了 4 名男性患者，他们接受了膀胱切除术，并保留了后部前列腺、输精管和精囊，这些患者的性功能和生育能力都受到了成功的保护[4]。后来，Colombo 等人[5] 和 Vallancien 等人[6] 描述了一个两阶段手术技术，包括第一阶段经尿道前列腺电切术和第二阶段保留了前列腺被膜和精囊的膀胱切除术。报道 12 个月后的日间和夜间尿控率高达 95%~100%，勃起功能高达 82%~100%。2004 年，Muto 等人[7] 和 Terrone 等人[8] 报道了保留后下部前列腺包膜、输精管和精囊的一期膀胱切除术的良好长期性功能和肿瘤学效果。Muto 等人报道日间和夜间尿控率分别为 95% 和 31%，而其中只有一名患者在术后 3 年由于高残余尿需要间歇性自我导尿。术后 6 个月，95% 的患者恢复勃起功能[7]。Terrone 等人报道的日间和夜间尿控率分别为 81% 和 59%。5 名患者因为高残余尿需要间歇性自我导尿。高达 92% 的患者保持勃起能力[8]。

5.4 肿瘤学结果

患有 ≤ T_2 期膀胱肿瘤的男性行前列腺和精囊保留膀胱切除术，结果表明，局部和全身复发率分别为 3% 和 12%[9]。Hautmann 和 Stein 对 7 个系列研究的 306 例膀胱移行细胞癌 ≤ T_2 期的患者保留前列腺的膀胱切除术的 meta 分析发现，与标准的根治性膀胱前列腺切除术比较，全身复发率高 2 倍[10]。

5.5 关于隐匿性前列腺恶性肿瘤的担忧

由于隐匿性前列腺癌的高发性，关于保留前列腺和精囊的膀胱切除术是否具有肿瘤学安全性的问题一直存在争议。20%~48% 接受根治性膀胱前列腺切除术的男性有存在于前列腺中的隐匿性移行细胞癌[11-13]。移行细胞癌的局部复发在大多数情况下是致命的，这是这个手术一直以来最大的担忧。Pettus 等人[12] 在一项 235 例接受根治性膀胱前列腺切除术的男性中发现 77 例（33%）在前列腺中存在隐匿性移行细胞癌。在这些隐匿的移行细胞癌中，28 例（36%）是原位癌（CIS），只有 49 例（64%）是涉及前列腺间质的移行细胞癌。位于膀胱颈或膀胱三角区的膀胱肿瘤和膀胱原位癌与最终组织病理学报告中发现隐匿性移行细胞癌有显著相关性[12]。Revelo 等人在全部 121 个膀胱前列腺切除标本中，在其中 58 个（48%）的前列腺中发现隐匿性移行细胞癌[13]，在这其中有 19 例（33%）发现有前列腺尖部受累。

在接受根治性膀胱前列腺切除的男性患者中，有 23%~48% 被发现合并隐匿性前列腺癌[11-14]。Revelo 等在 121 例膀胱前列腺切除术后标本中，发现 50 例（41%）隐匿性前列腺癌，24 例（48%）有临床意义，30 例（60%）涉及尖部[13]。

5.6 保留精囊的膀胱前列腺切除术的进展

由于隐匿性前列腺恶性肿瘤的高发病率，保留精囊的膀胱前列腺切除术，即包括切除整个前列腺，同时保留精囊和与神经血管束相邻的前列腺包膜。2010 年，作者的研究小组报道了对 31 例膀胱移行癌患者进行保留精囊的膀胱前列腺切除术，显示了良好的功能和肿瘤学结果[15]。

5.7 保留精囊的膀胱前列腺切除术患者的选择标准

有限制地选择患者，对于保留精囊的膀胱前列腺切除术良好的局部癌症控制效果至关重要。这些患者除了根治性膀胱切除术的常规适应证外，还应当保证同侧膀胱顶部、后壁、侧壁和三角区没有肿瘤。如果考虑保留前列腺后部的前列腺包膜，那么前列腺电切活检必须没有移行细胞癌且前列腺的磁共振成像必须是阴性的。高龄不是精囊保留手术的禁忌证。但是，当前在患者选择的标准上并没有普遍接受的共识。行双侧精囊保留手术是偶尔可能的，例如膀胱前壁肿瘤，或非恶性肿瘤原因下切除膀胱的情况（例如放射治疗后膀胱挛缩以及窦道形成）。

5.8 保留精囊膀胱前列腺切除术的手术技巧

手术的第一步以类似于标准根治性膀胱前列腺切除术与扩大的双侧盆腔淋巴结清扫的方式进行。淋巴结清扫的范围应当达到髂总血管的近端或者中间部分。应当避免在靠近中线主动脉分支的地方切除，以免损伤交感神经。膀胱上动脉和膀胱下动脉可以进行结扎切断，但在远端，要注意保护骨盆神经丛、神经血管束和前列腺周围的血管。切开盆内筋膜，暴露外侧前列腺壁，分离神经血管束，结扎背静脉在 1.2 中已详细描述过。输尿管应在距离膀胱 4 cm 的地方切断。和标准的膀胱前列腺切除术相比较，打开腹膜的地点不在其最深处（膀胱直肠陷窝），而是延膀胱后壁向腹侧移动约 4 cm，也就是精囊的尖端部大致所在部位。识别出以上解剖结构之后，在精囊的背侧和腹膜之间钝性分离。注意识别包含骨盆神经丛的背内侧膀胱蒂。背内侧膀胱蒂的分离，必须是在精囊的腹外侧和健康的膀胱壁之间进行，而不是在精囊的背外侧，因为那里是骨盆神经丛的位置。解剖线继续向脚端走行，直达膀胱前列腺间角。结扎背深静脉复合体，前列腺侧面的早期显露可以帮助识别膀胱前列腺间角。为了避免损伤自主神经，分离应该在前列腺底部紧贴前列腺包膜进行（请参考图 5.2 和视频"男性患者保留神经的膀胱切除术"）。如果遇到无法把神经血管束从前列腺包膜分离的情况，例如由于炎症后粘连，那么就应该在前列腺和前列腺包膜之间分离，保留这一部分覆盖神经血管束的前列腺包膜。去除被切除的膀胱前列腺标本之后，可以更容易从神经血管束中去除前列腺的残余腺体。最终，只有这部分覆盖神经血管束的前列腺包膜得以保留。

总之，保留精囊的膀胱前列腺切除术有利于保护位于膀胱壁、精囊和前列腺底部之间的骨盆神经丛和神经血管束（图 5.2）。

5.9 保留精囊的膀胱前列腺切除术的功能性结果

对于保留精囊膀胱前列腺切除术，作者的结果显示，术后 1 年白天和夜间尿控率分

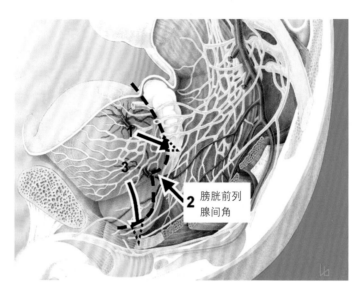

图 5.2　保留精囊的膀胱前列腺切除术，位于精囊腹侧的解剖平面示意图。解剖分三步进行：第一步（1），分离解剖精囊前方平面。注意保持解剖平面远离位于精囊背外侧的骨盆神经丛。在第二步（2）中，解剖继续朝向膀胱壁、精囊和前列腺底部之间的膀胱前列腺间角。这第二步对于成功保存骨盆神经丛和神经血管束是至关重要的。在第三步（3）中，切开外侧前列腺包膜以分离神经血管束

别为 93% 和 66%[15]。在作者的研究中，作者把尿控定义为完全干燥，或者偶然漏出几滴尿液。因为作者只随访仅 1 年，但是根据以往的研究表明，夜间尿控率可能会在随访长于 1 年之后进一步提高[16]。术后勃起功能率为 79%，而在这其中约一半患者需要依靠药物帮助（即磷酸二酯酶 –5 抑制剂，PDE5–I）才能成功性交[15]。比较作者先前报道的根治性膀胱前列腺切除 + 回肠代膀胱术的大量系列数据（22.4% 病例在不用药物的情况下有勃起，15.4% 在使用药物的情况下有勃起）[17]，术后勃起功能率有明显改善。相比于先前报道的保留前列腺或者精囊的膀胱切除术的功能性结果，作者报道的保留精囊的膀胱切除术术后功能性结果数据显示稍差，可能的原因有以下几点：作者的患者年龄中位数较高，随访时间短，对于尿控率和勃起率的定义可能更严格，进行前列腺切除术更有可能损伤外部尿道括约肌及其神经支配。保留精囊的手术方式，根据动物实验的结果推论，对于术后的性欲有潜在的增强作用，尽管这种效果在临床试验中很难加以可靠的记录。

5.10　保留精囊的膀胱前列腺切除术的肿瘤学结果

在作者的一系列接受精囊保留膀胱前列腺切除术的男性中，局部和全身移行细胞癌复发率分别为 3% 和 16%[15]。这些结果与以前报道的保留前列腺和保留精囊的膀胱切除术后患者的肿瘤学结果数据相比没有太大分别[9]。尽管如此，由于手术技术和技巧的不同、

患者选择的异质性以及相对较短的随访时间，关于局部和全身移行细胞癌复发率强有力的数据依然缺乏。

5.11 总结

保留精囊的膀胱前列腺切除术可能会在今后一段时间内获得更多的重视，特别是当医师开始重视个性化膀胱切除术在不同患者的应用，以及意识到对于移行细胞癌的治疗应该是最大的肿瘤学安全性和最低限度的不必要的合并症两者兼顾。保留精囊的膀胱前列腺切除术对缺乏经验的外科医师特别有吸引力。因为在保留盆腔神经丛和神经血管束这两个结构时，保留精囊的膀胱前列腺切除术使作者分离膀胱壁、精囊和前列腺基底之间解剖结构更加容易。另外，保留精囊的膀胱前列腺切除术比标准的保留神经的根治性膀胱前列腺切除术术后勃起功能应当更好。最终，保留精囊是否能够保证患者术后更强的性欲，仍然是一个尚未完全明了的问题，还需拭目以待。

参·考·文·献

[1] Setchell BP, Breed WG. Anatomy, vasculature, and innervation of the male reproductive tract. In: Neill JD, editor. Knobil and Neill's physiology of reproduction, vol. 1. 3rd ed. Amsterdam: Elsevier Science; 2006. p. 771–825.

[2] Schumacher C. The impact of male accessory sex glands on sexual behavior. A historical review of experimental studies in various animal models and their influence on the design of a new animal study. Master thesis, Bern: Medicine faculty of the University of Bern; 2010.

[3] Birkhäuser FD, Schumacher C, Seiler R, et al. Occlusion of seminal vesicles increases sexual activity in a mouse model. Eur Urol. 2012;62(5):855–62. Epub 2012/05/04.

[4] Spitz A, Stein JP, Lieskovsky G, Skinner DG. Orthotopic urinary diversion with preservation of erectile and ejaculatory function in men requiring radical cystectomy for nonurothelial malignancy: a new technique. J Urol. 1999;161(6):1761–4. Epub 1999/05/20.

[5] Colombo R, Bertini R, Salonia A, et al. Nerve and seminal sparing radical cystectomy with orthotopic urinary diversion for select patients with superficial bladder cancer: an innovative surgical approach. J Urol. 2001;165(1):51–5; discussion 5. Epub 2000/12/23.

[6] Vallancien G, Abou El Fettouh H, Cathelineau X, Baumert H, Fromont G, Guillonneau B. Cystectomy with prostate sparing for bladder cancer in 100 patients: 10-year experience. J Urol. 2002;168(6):2413–7. Epub 2002/11/21.

[7] Muto G, Bardari F, D'Urso L, Giona C. Seminal sparing cystectomy and ileocapsuloplasty: long-term followup results. J Urol. 2004;172(1):76–80. Epub 2004/06/18.

[8] Terrone C, Cracco C, Scarpa RM, Rossetti SR. Supra–ampullar cystectomy with preservation of sexual function and ileal orthotopic reservoir for bladder tumor: twenty years of experience. Eur Urol. 2004;46(2):264–9; discussion 9–70. Epub 2004/07/13.

[9] Kefer JC, Campbell SC. Current status of prostate–sparing cystectomy. Urol Oncol. 2008;26(5):486–93. Epub 2008/09/09.

[10] Hautmann RE, Stein JP. Neobladder with prostatic capsule and seminal–sparing cystectomy for bladder cancer: a step in the wrong direction. Urol Clin North Am. 2005;32(2):177–85. Epub 2005/05/03.

[11] Kefer JC, Voelzke BB, Flanigan RC, Wojcik EM, Waters WB, Campbell SC. Risk assessment for occult malignancy in the prostate before radical cystectomy. Urology. 2005;66(6):1251–5. Epub 2005/12/20.

[12] Pettus JA, Al–Ahmadie H, Barocas DA, et al. Risk assessment of prostatic pathology in patients undergoing radical cystoprostatectomy. Eur Urol. 2008;53(2):370–5. Epub 2007/08/11.

[13] Revelo MP, Cookson MS, Chang SS, Shook MF, Smith Jr JA, Shappell SB. Incidence and location of prostate and urothelial carcinoma in prostates from cystoprostatectomies: implications for possible apical sparing surgery. J Urol. 2004;171(2 Pt 1):646–51. Epub 2004/01/10.

[14] Weizer AZ, Shah RB, Lee CT, et al. Evaluation of the prostate peripheral zone/capsule in patients undergoing radical cystoprostatectomy: defining risk with prostate capsule sparing cystectomy. Urol Oncol. 2007;25(6):460–4. Epub 2007/12/01.

[15] Ong CH, Schmitt M, Thalmann GN, Studer UE. Individualized seminal vesicle sparing cystoprostatectomy combined with ileal orthotopic bladder substitution achieves good functional results. J Urol. 2010;183(4):1337–41. Epub 2010/02/23.

[16] Kessler TM, Burkhard FC, Perimenis P, et al. Attempted nerve sparing surgery and age have a significant effect on urinary continence and erectile function after radical cystoprostatectomy and ileal orthotopic bladder substitution. J Urol. 2004;172(4 Pt 1):1323–7. Epub 2004/09/17.

[17] Studer UE, Burkhard FC, Schumacher M, et al. Twenty years experience with an ileal orthotopic low pressure bladder substitute–lessons to be learned. J Urol. 2006;176(1):161–6. Epub 2006/06/07.

6

盆腔淋巴结清扫及不同模式

Pascal Zehnder

膀胱癌根治性膀胱切除术需要同时进行彻底的盆腔淋巴结清扫术（ePLND）。在肿瘤清除方面，根治性膀胱切除术和 PLND 都是外科治疗的重要基石。一个扩展到髂总血管中上 1/3 的淋巴结清扫术可以提供适当的局部和全身肿瘤控制效果。然而，尽管有说服力的数据来自严格的比较大型队列研究[1, 2]，但关于 PLND 最优范围的争议仍在持续。针对考虑保留神经的膀胱切除术这点尤为重要，因为交感神经纤维穿过主动脉分叉。

早期行膀胱癌根治术一般不包括 PLND[3]，因为淋巴结转移患者的死亡被认为是不可避免的。随着时间的推移，外科医师观察到精细的 PLND 可以降低局部复发率；它甚至可以治愈某些淋巴结转移阳性的患者[4]。最近一项对单纯接受高质量的根治性膀胱切除 +ePLND 术患者的研究表明，包括 25% 淋巴结阳性的患者获得了良好的长期无疾病复发生存率[5]。如 1982 年 Skinner 教授所说，在大多数情况下，显微镜下发现患者有局限的少量淋巴结是有长期生存机会的[4]。

淋巴回流的放射性同位素分析表明，每个膀胱平均有 24 个初级淋巴结，引流模式复杂且独立[6, 7]。这些研究显示令人印象深刻的是，有限的 PLND 仅去除了所有初级淋巴结的约 50%，而清扫范围包括髂总血管中上 1/3 及髂内血管内侧区域的 ePLND 达到了 90%淋巴结清除率的最大值（图 6.1）。放射性纳米胶体研究[6, 7]已经提供了额外的有价值的信息，指导外科医师在 ePLND 期间聚焦到特定的可疑区域。

（1）所有淋巴结的 25% 位于髂内淋巴结区，其中近一半（42%）位于髂内动脉内侧。

（2）严格按照单侧放射性纳米胶体示踪剂注射导致的积聚结果。然而，40% 的患者显示了对侧初级淋巴结区域的额外扩展（排除对侧髂内血管区域），这强调了行双侧PLND 的必要性。

（3）所有初级淋巴结的 4% 被检测到位于 Marcille 三角（腰脊三角）内（图 6.2）。通过进入该区域，髂血管被从骨盆侧壁上剥离，从而能够把髂血管分叉周围的淋巴组织

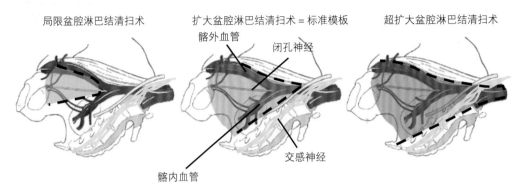

局限盆腔淋巴结清扫术　　　扩大盆腔淋巴结清扫术＝标准模板　　　超扩大盆腔淋巴结清扫术

髂外血管　　闭孔神经

交感神经

髂内血管

图 6.1　局限、扩大和超扩大 PLND 范围示意图，包括超扩大 PLND 时交感神经受损的示意图

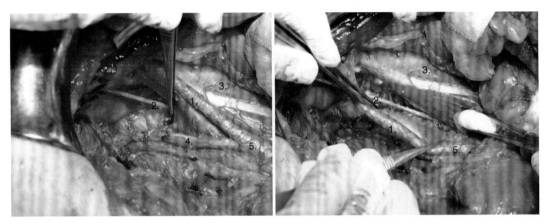

图 6.2　解剖 Marcille 三角充分暴露骨盆内闭孔神经的整个过程。Marcille 三角位于近侧髂外血管背侧和髂总血管分叉的背侧。接近 Marcille 三角可以完全切除髂血管分叉周围的淋巴结。1. 右髂外动脉；2. 右侧闭孔神经；3. 右腰大肌；4. 右髂内动脉；5. 右侧髂总动脉

去除。

　　这些映射研究的结果被基于明确定义的患者队列，包括在两个泌尿外科中心的 668 例患者相应的生存分析所证实[1]。与仅在髂外血管和闭孔窝中切除淋巴结的患者相比，ePLND 的使用导致了两倍以上的更好的 5 年无复发生存率（pT$_{2-3}$ pN$_{0-2}$ 患者中 ePLND 的 49% 对比局限 PLND 的 19%，$P<0.000\ 1$）。此外，ePLND 术后淋巴结阳性诊断率高达两倍，提示更好的手术和肿瘤清除。因此，膀胱切除 +ePLND 术后诊断局部复发的患者明显减少。

　　这意味着盆腔内切除的范围越大，包括双侧髂内血管，以及更高的头端边界（包括髂血管分叉周围的所有淋巴结），结果越好。问题仍然在于，是否有如放射性纳米胶体研究所记录的那种必要，将髂血管中上 1/3 之外头侧残留的 8%~10% 的淋巴结一并切除[6, 7]。临床研究表明，如果主动脉旁淋巴结阳性，那么在大多数情况下，许多其他的盆腔淋巴

结会被累及并导致预后不良。事实上，所谓的跳跃性病变（主动脉旁淋巴结阳性而盆腔淋巴结阴性）在膀胱切除 + 淋巴结清扫术中是极为罕见的 [8, 9]，这也符合同位素研究结果。基于风险计算 [6]，因此，约 100 例膀胱切除术患者中 1 例可受益于高至肠系膜下动脉的扩大 ePLND。

测试这一概念并与以前的模式相比较 [1]，对 959 例在两个泌尿外科中心进行根治性膀胱切除术的患者进行了队列分析，以评估扩大 ePLND（高至肠系膜下动脉根部）和 ePLND（到达髂总血管的中上 1/3）两种术式的临床影响（图 6.1）。这两个机构具有相同的局部复发率和系统复发率。无论原发肿瘤分期还是淋巴结状态均未发现与淋巴结清扫模式相关的生存差异（图 6.3）。这是特别重要的，因为行扩大 ePLND 的根治性膀胱切除术患者，术后会合并更高的辅助化疗率 [2]。因此，可以推断，行清扫范围为髂总血管中上 1/3 的 ePLND 术，应被认为是所有膀胱癌根治切除术患者的肿瘤学治疗标准方案。因此，原位新膀胱患者接受超常规的扩大 ePLND 没有正当理由，因为可能破坏他们的自主神经。但是，在该区域手术中发现可疑淋巴结肿大的患者是否选择清扫范围延伸到肠系膜下动脉的扩大 ePLND 术，可能实际上不能改善接受新辅助化疗患者的肿瘤预后。手术切除在治疗中起治疗局部转移性病灶的作用 [10]。相反，一旦大范围的全身性癌症扩散发生，患者最好能通过手术和内科相结合的办法来治疗。

总而言之，仅切除输尿管跨髂血管处内侧淋巴结的潜在益处很可能是最小的。但手术很可能损害主动脉分叉处的交感神经纤维，从而对回肠代膀胱术患者的尿失禁产生不利影响。

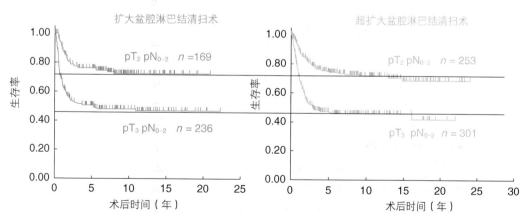

图 6.3 比较 $pT_2 pN_{0-2}$（P=0.91）和 $pT_3 pN_{0-2}$（P=0.83）患者接受膀胱癌根治性切除 + 扩大 PLND 与根治性膀胱切除 + 扩大 PLND 两种术式，有相似的无复发生存率（改编自 Zehnder 等 [2]，获得 Elsevier 许可）

参·考·文·献

[1] Dhar NB, Klein EA, Reuther AM, Thalmann GN, Madersbacher S, Studer UE. Outcome after radical cystectomy with limited or extended pelvic lymph node dissection. J Urol. 2008;179(3):873–8; discussion 8.

[2] Zehnder P, Studer UE, Skinner EC, Dorin RP, Cai J, Roth B, et al. Super extended versus extended pelvic lymph node dissection in patients undergoing radical cystectomy for bladder cancer: a comparative study. J Urol. 2011;186(4):1261–8.

[3] Brice 2nd M, Marshall VF, Green JL, Whitmore Jr WF. Simple total cystectomy for carcinoma of the urinary bladder; one hundred fifty–six consecutive cases five years later. Cancer. 1956;9(3):576–84.

[4] Skinner DG. Management of invasive bladder cancer: a meticulous pelvic node dissection can make a difference. J Urol. 1982;128(1):34–6.

[5] Zehnder P, Studer UE, Daneshmand S, Birkhauser FD, Skinner EC, Roth B, et al. Outcomes of radical cystectomy with extended lymphadenectomy alone in patients with lymph nodepositive bladder cancer who are unfit for or who decline adjuvant chemotherapy. BJU Int. 2014;113(4):554–60.

[6] Roth B, Wissmeyer MP, Zehnder P, Birkhauser FD, Thalmann GN, Krause TM, et al. A new multimodality technique accurately maps the primary lymphatic landing sites of the bladder. Eur Urol. 2010;57(2):205–11.

[7] Roth B, Zehnder P, Birkhauser FD, Burkhard FC, Thalmann GN, Studer UE. Is bilateral extended pelvic lymphadenectomy necessary for strictly unilateral invasive bladder cancer? J Urol. 2012;187(5):1577–82.

[8] Vazina A, Dugi D, Shariat SF, Evans J, Link R, Lerner SP. Stage specific lymph node metastasis mapping in radical cystectomy specimens. J Urol. 2004;171(5):1830–4.

[9] Abol–Enein H, El–Baz M, Abd El–Hameed MA, Abdel–Latif M, Ghoneim MA. Lymph node involvement in patients with bladder cancer treated with radical cystectomy: a pathoanatomical study–a single center experience. J Urol. 2004;172(5 Pt 1):1818–21.

[10] Steven K, Poulsen AL. Radical cystectomy and extended pelvic lymphadenectomy: survival of patients with lymph node metastasis above the bifurcation of the common iliac vessels treated with surgery only. J Urol. 2007;178(4 Pt 1):1218–23; discussion 23–4.

7

储尿囊重建的物理和生理考虑

Beat Roth

新膀胱重建的目标是保留肾功能、保持储尿能力、保证患者可接受的储尿间隔以及自发排尿的能力，而不包括癌症的根治性手术。因此，在重建一个新膀胱之前，几个物理和生理因素是很重要的。

7.1 几何形状

所需的物理特性决定了新储尿囊的几何形状。第一，应用尽可能短长度的肠段形成最佳的容积，以尽可能避免因重吸收形成的代谢问题。特定长度肠段形成球形可以得出最大容积[1-3]。因为一个球形的储尿囊容积是原肠容量的约4倍，从而允许更长的存储间隔时间（图7.1）。

第二，末端填充压力必须低于泄漏点压力，以避免储尿囊变满时尿失禁发生。球面形状最大化体积（通过最大化半径），因拉普拉斯定律而产生最小的末端压力（压力与表面张力成正比，与半径成反比）。换言之，一个较大的球形储尿囊具有更小的内压，好比一面墙比一根管子的表面张力低（图7.1）。

第三，蠕动的管状肠段产生高压峰，这反过来又可以导致反复发作性尿失禁[4]。这在回肠代膀胱术中已显示出来，封闭肠管后形成明显的环状收缩（蠕动波），10~20 ml 的体积即可以产生高达 $100\ cmH_2O$ 的压力峰值[5]。类似地，短的管状节段（2~5 cm）存在于储尿囊和膜部尿道之间已经显示出可以产生高达 $80\ cmH_2O$ 的压力峰值，从而导致间歇性尿失禁[6]。因此，不仅需要沿肠系膜对侧去管化[7-9]，还需要行重要的交叉折叠，以避免收缩变得不协调和不同步。因此，当一部分可能收缩时，另一部分可以因其弹性而减弱压力峰值[10-12]。这可通过在四个交叉褶皱段中重建一个储尿囊来最好地实现[2, 6, 13, 14]，而分段的方式似乎并不重要[13, 15, 16]（图7.2）。4 个脱管化的肠段沿两个相反方向排列有

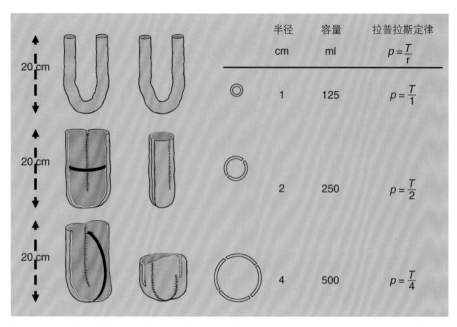

图 7.1 游离 40 cm 肠段形成管状（顶部）、圆柱形（中部）和球形（底部）三种形状的半径、体积和压力的比较。P，压力；T，表面张力（获得 Studer 和 Turner[1] 许可）

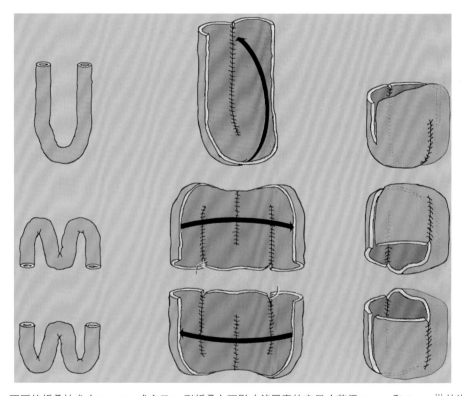

图 7.2 不同的折叠技术（M、W，或交叉 U 形折叠）不影响储尿囊的容量（获得 Studer 和 Turner[1] 的许可）

优势，对于相同长度的肠段，这也可以得到更大的半径和体积，它减少了由于某个肠段冻结（比如粘连导致的冻结）而失去压力峰值的风险[14]。

7.2 使用的肠段长度

虽然有各种其他因素，如肠壁的弹性（例如回肠高于结肠[17]），以及平滑肌张力影响球形储尿囊的功能，但容积依然是主要因素。因此，切取的肠段长度是最重要的。而一段 30 cm 长肠道形成的储尿囊具有近似 300 ml 的体积，即使只是长 10 cm，也会导致体积增加 50%（450 ml），这是非线性作用对储尿囊的影响。一个由 60 cm 肠管构成的球形储尿囊不只是体积增加了一倍，而是近乎 3 倍（900 ml）（图 7.3）。假设患者的体验"充满的感觉"是对肠壁施加压力，则当患者感到膀胱充满时，450 ml 储尿囊的压力是低于 300 ml 储尿囊的（图 7.1）。因此，有一个大储尿囊的患者更有可能在感知到"饱胀感"前达到压力泄漏点（因此产生尿失禁）。这表明肠段尺寸的微小变化都会对储尿功能产生显著的影响。这一点必须牢记，由于外部影响，如硬膜外麻醉中含有局部麻醉剂，造成肠段在生理上发生了变化，所以，在测量肠段长度前 1 小时应该停止硬膜外麻醉。

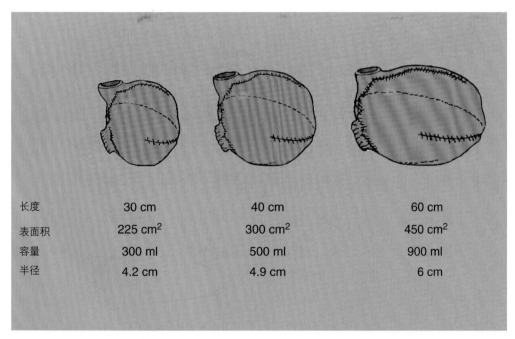

长度	30 cm	40 cm	60 cm
表面积	225 cm²	300 cm²	450 cm²
容量	300 ml	500 ml	900 ml
半径	4.2 cm	4.9 cm	6 cm

图 7.3 长度和体积之间的非线性关系。肠段长度的微小变化对储尿囊的容量都有相当大的影响（改编自 Studer 和 Turner[1]，已获得许可）

7.3 储尿囊内压的相关性

一个伴随低顺应性的小储尿囊导致膀胱内压力迅速达到泄漏点压力，反过来取决于膀胱出口阻力。尿失禁是结果，而可以保持干燥的贮尿间隔很短。此外，小储尿囊的储尿末期压力很高，更为突出的是其对上尿路的影响，类似于功能性膀胱出口梗阻。对抗这一高压，必须通过输尿管肠管吻合技术和输尿管及传入段蠕动波[18-20]。在间歇性高压的情况下，在储尿囊扩展到预期容量前，一个小的储尿囊会引起术后早期上尿路扩张积水[21]。虽然随着时间的推移（低压储尿囊），这种短暂的术后相对的间歇性功能性出口梗阻，不会对肾功能产生负面影响[21]。如果储尿囊太小（高压储囊），可能会在很长一段时间内对肾脏造成潜在的危害。另外，一个太大的储尿囊面临出口松弛而不能完全排空膀胱的风险，因为末端压力可能不够高以克服出口阻力。因此，虽然可以实现快速早期控尿，但是残余尿可能发生在这些"软袋"而导致代谢并发症[1]。

因此，球形新膀胱的最佳尺寸应该是一个大储尿囊（包含低压、早期控尿、储存间隔较长等优点）和小储尿囊（包含易排空、代谢并发症风险低等优点）之间的折中。临床经验表明，肠段长度为40~44 cm可以实现以上优点，可以表现为术后初始储尿能力150 ml，逐渐增至450~500 ml，排尿间隔逐渐延长的新膀胱[22-24]。

7.4 回肠的生理特性

不同肠段对扩张（黏弹性）的适应性不同，储层压力随体积增加而缓慢增加，目前已经表明，在相同的填充量下回肠储尿囊压力低于其他肠段，例如结肠[25]（图7.4）。因此，达到回肠漏尿点压力（导致尿失禁）之前的干燥储尿间隔在回肠储尿囊中较长。另外，基本电节律位于纵向肌层，并迅速扩散到产生蠕动的环形肌层，回肠和结肠中的电

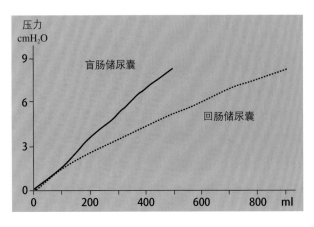

图7.4 肠壁弹性的变化导致当肠内被注入液体时，不同肠段压力增长幅度也不同（获得Berglund等[25]的许可）

节律波是相似的 [9]。而这些收缩有其弊端，如果储尿囊不脱管化及交叉折叠会造成储尿囊内高压峰值 [11]，它们也有积极的一面。已被证明，它的蠕动力可以被输尿管和新膀胱之间吻合口区域的回肠段所利用形成部分的阀门效应 [26, 27]。这种抗反流机制用于回肠新膀胱和回肠代膀胱的回肠传入段。

----- **参·考·文·献** -----

[1]　Studer UE, Turner WH. The ileal orthotopic bladder. Urology. 1995;45:185–9.

[2]　Hautmann R. Harnableitung 1989. Urol A. 1989;28:177–82.

[3]　Roehrborn CG, Teigland CM, Sagalowsky AI. Functional characteristics of the Camey ileal bladder. J Urol. 1987;138:739–42.

[4]　Mellinger GT, Suder GL. Ileal reservoir (ureteroileourethral anastomosis); Method of urinary diversion. JAMA. 1958;167:2183–6.

[5]　Magnus RV. Pressure studies and dynamics of ileal conduits in children. J Urol. 1977;118:406–7.

[6]　Studer UE, Ackermann D, Casanova GA, Zingg EJ. Three years' experience with an ileal low pressure bladder substitute. Br J Urol. 1989;63:43–52.

[7]　Rosenberg S. Experimentelle Harnblasenplastik. Virchows Arch. 1893;132:158–74.

[8]　Rutkowski M. Zur Methode der Harnblasenplastik. Zentralbl Chir. 1899;26:473–9.

[9]　Hinman Jr F. Selection of intestinal segments for bladder substitution: physical and physiological characteristics. J Urol. 1988;139:519–23.

[10]　Sommerfeld A. Mechanics of deformable bodies. New York: Academic; 1964.

[11]　Ekman H, Jacobsson B, Kock NG, Sundin T. The functional behaviour of different types of intestinal urinary bladder substitutes. 13th Congress of the International Urological Society, London; Sept 1964, vol 2. p. 213–7.

[12]　Faxén A, Kock NG, Sundin T. Long–term functional results after ileocystoplasty. Scand J Urol Nephrol. 1973;7:127–30.

[13]　Goodwin WE, Winter CC, Barker WF. Cup–patch technique of ileocystoplasty for bladder enlargement or partial substitution. Surg Gynecol Obstet. 1959;108:240–4.

[14]　Kock NG. Intra–abdominal "reservoir" in patients with permanent ileostomy. Preliminary observations on a procedure resulting in fecal "continence" in five ileostomy patients. Arch Surg. 1969;99:223–31.

[15]　Hautmann RE, Egghart G, Frohneberg D, Miller K. The ileal neobladder. J Urol. 1988; 139:39–42.

[16]　Abol–Enein H, Ghoneim MA. Further clinical experience with the ileal W–neobladder and a serous–lined extramural tunnel for orthotopic substitution. Br J Urol. 1995;76:558–64.

[17]　Berglund B, Kock NG. Volume capacity and pressure characteristics of various types of intestinal reservoirs. World J Surg. 1987;11:798–803.

[18]　Ghoneim MA, Osman Y. Uretero–intestinal anastomosis in low–pressure reservoirs: refluxing or

antirefluxing? BJU Int. 2007;100:1229–33.

[19] Sameh WM, Eid AA. Pressure transmission through ureteric stents: a novel in vivo human study. Urology. 2012;79:766–70.

[20] Kock NG, Nilson AE, Norlén L, Sundin T, Trasti H. Changes in renal parenchyma and the upper urinary tracts following urinary diversion via a continent ileum reservoir. Scand J Urol Nephrol [Suppl]. 1978;49:11–22.

[21] Thoeny HC, Sonnenschein MJ, Madersbacher S, Vock P, Studer UE. Is ileal orthotopic bladder substitution with an afferent tubular segment detrimental to the upper urinary tract in the long term? J Urol. 2002;168:2030–4.

[22] Boyd SD, Lieskovsky G, Skinner DG. Kock pouch bladder replacement. Urol Clin North Am. 1991;18:641–8.

[23] Kreder K, Das AK, Webster GD. The hemi–Kock ileocystoplasty: a versatile procedure in reconstructive urology. J Urol. 1992;147:1248–51.

[24] Studer UE, Gerber E, Springer J, Zingg EJ. Bladder reconstruction with bowel after radical cystectomy. World J Urol. 1992;10:11–9.

[25] Berglund B, Kock NG, Myrvold HE. Volume capacity and pressure characteristics of the continent cecal reservoir. Surg Gynecol Obstet. 1986;163:42–8.

[26] Hinman Jr F, Oppenheimer R. Functional characteristics of the ileal segment as a valve. J Urol. 1958;80:448–54.

[27] Grégoire W. La physiologie de l'anse isolée dans les intestine–cystoplasties et les vessies de substitution. Acta Urol Belg. 1955;3:236–45.

8

肠代泌尿道：代谢后果

Robert Mills

为了达到重建目的，在泌尿道中使用肠道是司空见惯的。然而，使用不同肠段的潜在后果可能大不相同。因此，应该慎重考虑选择最合适的肠段用于膀胱重建。与膀胱重建相关的代谢并发症可能与肠长度的丢失从而减少吸收能力有关，或由于尿与肠道接触导致跨肠壁的水和电解质移动。并发症的严重程度可能受到急性疾病的影响，也可能是并存的并发症，特别是肾损害、先前的肠切除、先前腹部放射治疗和肝损害。患者的年龄也很重要，因为亚临床代谢性酸中毒可能会长期影响儿童和年轻人。然而，在更为常见的年长的、因恶性疾病接受膀胱切除术并行泌尿系统重建的人群中，很少有明显的不利影响。在本章中，作者将集中讨论使用不同节段的肠代膀胱的优点和缺点、吸收不良的影响和尿溶质的重吸收，以及减轻这些不良影响的方法。

8.1 切除所选择肠段的风险

8.1.1 回肠

回肠被经常用于膀胱重建有很多原因。肠系膜几乎总是足够长，以允许与盆底进行无张力吻合。此外，回肠很少发生共存的疾病，如憩室或恶性肿瘤。在特定的吸收特性方面，只要末段回肠和回盲瓣保持完整，就可以耐受显著长度的回肠被切除。切除长达60 cm的回肠就足以构建新膀胱，而只要存在功能性的末段回肠，就仅会导致很少的吸收后遗症存在[1]。切除术后残留的回肠在一定程度上可适当扩张、伸长和绒毛肥大。虽然由于肝脏能够通过增加产量来补偿，但在切除长达100 cm的回肠时，胆汁酸将不会被消耗，胆汁酸会更多地进入结肠。这可能部分解释了在回肠代膀胱术后患者出现的大便频率增加，特别是如果切除超过60 cm的回肠[2]。

8.1.2 回肠末段

回肠末段对维生素 B_{12} 和胆汁酸的吸收尤为重要。维生素 B_{12} 在回肠远端的 3/5 部分中被吸收，即使在没有近端回肠的情况下，保留远端 35~50 cm 的回肠，可以阻止维生素 B_{12} 吸收不良和胆汁酸丢失[3]。临床模型非常有效地显示了肠切除的后果。据报道，有 35% 的患者在接受需使用 60~70 cm 长远端回肠的 Kock 新膀胱术后需要补充维生素 B_{12}[4]。随访 Mainz I 型新膀胱患者，因为需要利用回盲瓣、12 cm 升结肠及 24~36 cm 的末段回肠，在 94 例患者平均 9 年的随访中有 43% 的患者存在维生素 B_{12} 水平低于正常水平或需要补充维生素 B_{12}[5]。相反，如果远端 25 cm 回肠得以保留，维生素 B_{12} 缺乏就将少见。经过长达 20 年的随访，Studer 和同事们报道，在 482 例切取距离回盲瓣 25 cm 的长为 54~60 cm 回肠作为传入段原位新膀胱的患者中，只有 5% 的病例需要补充维生素 B_{12}[6]。Racioppi 和同事们报道，仅使用 5~6 cm 的末段回肠及回盲肠做原位膀胱的 34 例患者平均随访 65 个月，没有维生素 B_{12} 的缺乏[7]。

未被识别的维生素 B_{12} 缺乏引起的神经症状（视神经萎缩、脊髓变性、痴呆和周围神经病变）可能是严重和不可逆的。因此，所有使用回肠做尿流改道的患者都应定期监测 B_{12} 是否缺乏。由于 B_{12} 的身体储备需要手术后几年的时间才能耗尽，这种监测可以在术后 2~3 年开始。如果确认不足，则需要终身补充。

除了特定的吸收功能外，回肠末段也对回肠起制动机制而影响小肠转运时间[8]。在没有末段 50~70 cm 回肠的情况下，患者的小肠转运时间明显加快，可能进一步导致吸收不良和大便次数增加。

8.1.3 回盲瓣

回盲瓣不为膀胱重建而单独切除，但它确实具有明显的功能重要性。它调节小肠转运时间。在小肠切除术中保留回盲瓣的结果可以显著减少腹泻[9]。回盲瓣可增加小肠转运时间 0.8~2.5 小时[10]。

回盲瓣也限制结肠内容物回流到末段回肠。回盲瓣切除后远端小肠中会发生结肠样组织增殖，这可能导致胆汁酸缀合物的裂解，从而引起其再吸收减少、脂肪吸收不良和脂肪泻。减少肠道转运时间也可能有助于这一点，因为脂肪溶解的时间减少了。未被吸收的脂肪酸结合钙，只剩余很少的钙与草酸结合，使游离的草酸无法在结肠中被吸收。这导致尿中草酸盐排泄增加，从而增加尿路结石的风险。Pfitzenmaier 和同事们报道了接受 Mainz I 型新膀胱患者，在平均 9 年随访期内，有 14% 的患者发生肾结石[5]。在同一队列研究中，他们还报道了 11% 的胆囊结石发生率。后者可能是胆汁酸缺乏导致的，这与小肠转运时间减少有关，因为胆汁酸有助于促进胆结石的主要成分胆固醇溶解。

回肠切除术后排便频率的增加会造成生活不便，可以使用考来烯胺 4 g 每天 3 次来控制游离胆汁酸。Jacobsen 和同事们报道在回肠切除术后患者的双盲交叉研究中这可有效地减少大便频率[11]。应避免长期使用考来烯胺，因为它可能会干扰脂溶性维生素的吸收，它们是：维生素 A、维生素 D 和维生素 K[12]。应该限制液体摄入以减少腹泻，因为这会导致脱水，且由于高渗尿导致的回肠新膀胱失水而进一步加重。

8.1.4 结肠

使用结肠作为新膀胱重建的优点是吸收性后遗症的相对缺乏。然而，右半结肠在储存和吸收盐以及水的吸收中起着重要的作用。食物可在右半结肠保留长达 8 小时，而左半结肠和直肠、乙状结肠区的功能则类似于输送导管。这种结肠的储备功能在回肠切除术后显得尤为重要。回盲瓣在小肠内容物运送过程中具有重要作用，在盲肠内注入少量液体即可迅速导致腹泻。但是，盲肠潜在的储备容量很大。24 小时内在盲肠注入高达 6 L 的水和 800 mg 的钠都可被吸收[13]。

因此，在新膀胱重建过程中避免远端回肠和右半结肠的切除，就不会导致胆汁盐丢失、腹泻和维生素 B_{12} 吸收不良。Roth 和同事们报道了 65 例回肠代膀胱术后患者中 7 例（11%）出现慢性腹泻的随访结果，而 35 例回盲部切除患者中有 8 例（23%）出现慢性腹泻[2]。

乙状结肠的解剖学优势在于它位于下腹部和骨盆，使其易与盆底吻合，但如前所述，这仍然很少阻碍使用回肠作为原位新膀胱的选择。

有关大肠切除用于膀胱重建的文献很少。医师可以从出版物中获得一些因为胃肠道疾病行切除后效果的文献。Ho 和同事们报道 40% 的患者在左半结肠切除术或乙状结肠切除术后排便频率大于每天 2 次。近 10% 的患者左半结肠切除术偶然出现稀便及 2% 的患者出现大便失禁[14]。然而，一般正常人群的调查显示大便失禁率高达 5%[15]。

8.1.5 胃

与乙状结肠解剖不同，胃有明显的缺点，它与盆底有一定距离。这限制了成人使用其作为原位膀胱的选择。

切除胃体用于膀胱构造可能导致高胃泌素血症及潜在的胃溃疡，这是由于胃酸进入新膀胱而残胃的胃酸减少，胃酸的负反馈作用被削弱，引起胃窦促胃液素分泌减少，即血尿 – 排尿困难综合征。胃酸排泄到尿路中的另一个潜在后果是代谢性碱中毒[16]。

胃切除术也可导致维生素 B_{12} 缺乏，因为胃壁细胞产生的内因子减少，而内因子与维生素 B_{12} 形成复合物，并在末段回肠被吸收。

8.2 肠切除重建新膀胱术后尿溶质再吸收的机制及影响

回肠和结肠在它们的主动转运机制和对水的渗透性方面具有非常不同的特质。因此，选择哪个区段的肠道作为新膀胱构建物，尿液中成分的平衡率会有很大的不同。

除了使用的肠段类型和长度之外，尿停留在肠道中的时间长短、到达新膀胱的尿溶质浓度、尿液 pH 和渗透压都将影响肠壁上的水和电解质的运送，从而有引起代谢紊乱的可能性。

肠段与尿液接触的吸收特性随时间变化。组织学上可见黏膜萎缩和绒毛高度降低，特别是回肠新膀胱。这些变化可以减少吸收能力，所以被认为是有利的。虽然大多数研究报告显示随着行回肠或结肠尿流改道之后的时间延长，肠道吸收能力减少和需要治疗的酸中毒也减少 [17]，但是有些患者在尿流改道多年后仍有明显的问题，表明黏膜转运机制在继续发挥作用。

在临床实践中，回肠和结肠作为储尿囊的选择之间存在差异。Pfitzenmaier 和同事们报道 94 例回盲部作为储尿囊的患者中，37% 的患者需要平均 9 年的长期碱治疗以防止代谢性酸中毒，尽管只有 3 名患者有明显的酸中毒病史 [5]。相反，肾功能正常的患者在回肠原位新膀胱替代术后 10 年无长期酸中毒 [6]。

水穿过肠壁的运动依赖于其渗透梯度和肠壁各层紧密连接的程度。最小的水转运发生于胃。在小肠的最近端部分，空肠具有相对松散的膜，适于液体的迅速平衡，以便之后发生的消化过程。因此，空肠作为尿流改道工具将会出现大量水的转运，所以空肠不常规作为尿流改道工具使用。回肠的紧密连接比空肠更有效。结肠比回肠有更好的保水性，因为可以保持更好的渗透梯度。然而，如果尿液长时间保持接触，无论使用哪种肠段，都会发生等渗性的液体再平衡。尿液的初始渗透压将导致到底形成尿的重吸收还是水分的损失 [18]（图 8.1）。特定溶质的最终浓度将取决于所使用的肠段类型。这一平衡法则导致夜间排尿空隙延长期间，人体的水分会更多地进入肠代膀胱中的尿液。这造成夜间产生的尿量趋同于白天所产生的尿量（图 8.2）。

虽然回肠远端部分的紧密连接更安全，而且回肠能够主动吸收比空肠更大梯度的钠，但空肠的相同病理生理机制可能适用于回肠贮尿囊中尿液的稀释。尿中的成分取决于许多因素，包括液体摄入和饮食，这在某些疾病期间可能是特别重要的，例如胃肠炎或其他引起脱水的疾病。术后早期当患者从静脉补液过渡到口服时，由于低盐的摄入，在稀尿液的存在下，可以看到钠和氯化物从肠道进入回肠新膀胱，以交换钾和氢离子，从而产生低血容量的盐丢失状态，伴随着酸中毒、低氯血症和高钾血症（图 8.3）。这导致醛固酮释放增加，有利于钠在远端肾小管和集合管中的重吸收，以交换钾和质子。形成排

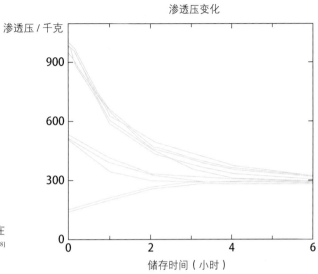

图 8.1　注入犬回肠特定长度的等渗液体在 4~6 小时出现显著不同的渗透压（Jagenburg[18] 等人修正并获得转载批准）

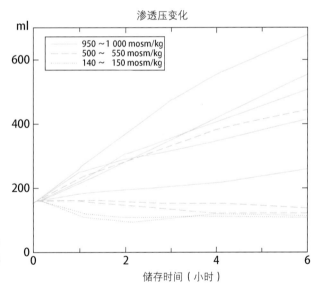

图 8.2　150 ml 不同浓度液体注入犬回肠 6 小时的体积变化（Jagenburg[18] 等人修正并获得转载批准）

钾利尿作用，储尿囊中尿钠浓度低，导致新膀胱回肠壁的钠离子丢失和重吸收钾的增加，从而使异常持续下去。

临床上盐丢失引起的代谢紊乱可能表现为嗜睡、恶心、腹痛、呕吐、脱水和肌肉无力。这些症状可能在拔除导管后很快发生。处理办法是急性期经导尿管引流新膀胱尿液及乳酸林格液静脉输注治疗。酸中毒可通过口服碳酸氢钠纠正，这可能是长期需要的。为了预防这种失盐综合征，应建议回肠新膀胱患者日常饮食中补充额外的盐，例如以咸

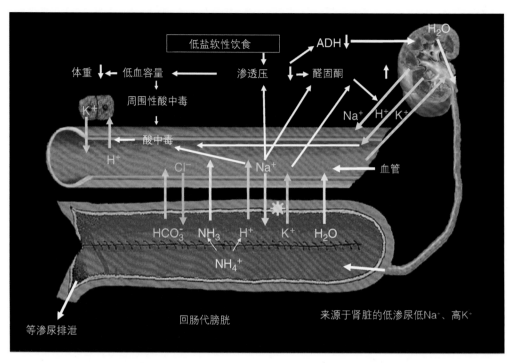

图 8.3　回肠膀胱术后低尿酸血症（失盐综合征）的机制。ADH，抗利尿激素；H_2O，水；Na^+，钠；H^+，氢；K^+，钾；Cl^-，氯；HCO_3^-，碳酸氢盐；NH_3，氨；NH_4^+，铵［Mills R,Studer UE.Metabolic consequences of continent urinary diversion.J Urol.1999;161(4):1057-1066.Review.Elsevier 出版］

味点心的形式，如脆脆饼或椒盐脆饼。

　　轻度代谢性酸中毒可在少数回肠新膀胱患者中发生，超过 10% 的患者存在需要治疗的持续性酸中毒。由于尿液接触时间的增加，行可控尿流改道后患者代谢性并发症的发生率更高，据报道，高达 50% 的患者使用回肠段进行尿流改道后会发生代谢性酸中毒[19]。由 60 cm 构建新膀胱与使用 40 cm 长回肠相比，代谢性酸中毒的发病率显著增加。这必须与使用长度较短的回肠就会相应减少新膀胱容量，导致术后早期尿失禁增加的不利后果相互平衡。

　　结肠紧密连接比回肠更有效，因此水平衡较慢，水的损失也小于回肠新膀胱。已讨论的正常结肠的主要吸收功能是通过活性钠和氯化物重吸收导致的水回收。在正常情况下，钠可从浓度只有 25 mmol 钠的等渗液中被吸收。氯化物可以被更有效地吸收，两种离子的吸收随着管腔浓度的增加而显著增加。正常尿液中钠和氯化物的浓度分别为 40 mmol/L 和 16 mmol/L。在结肠新膀胱的患者，这可能导致血清高渗和随后醛固酮释放减少、抗利尿激素释放增加（图 8.4）。这导致高度浓缩的尿液产生，结肠黏膜会吸收更多的钠和氯化物。回肠和结肠之间吸收能力的差异已被于回肠和结肠新膀胱患者间进行的对比实验证实[20]。这意味着用结肠新膀胱重建泌尿系统后更高的高氯性酸中毒风险已

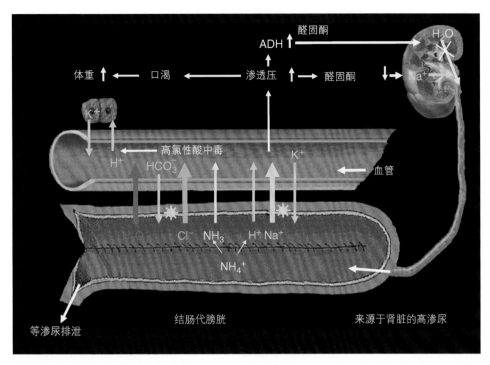

图 8.4　结肠新膀胱术后高氯酸中毒的机制。ADH，抗利尿激素；H_2O，水；Na^+，钠；H^+，氢；K^+，钾；HCO_3^-，碳酸氢盐；Cl^-，氯离子；NH_3，氨；NH_4^+，铵 [Mills R,Studer UE.Metabolic consequences of continent urinary diversion. J Urol.1999;161(4):1057-1066.Review.Elsevier 出版]

在所有患者中出现，即使只是轻度的 [21]。结肠新膀胱的患者也可能被观察到体重增加，并且由于从新膀胱中重新吸收了水而增加了高血压的发病率。

目前认为酸中毒的产生机制主要是氨的重吸收（图 8.3 和图 8.4）。已经证明，当回肠或结肠暴露于尿液时，氨、离子化氨和氯化物将被重新吸收。酸负荷主要来源于氯化氨的重吸收。如果尿中的钠浓度降低，氨的吸收就会增加，这就是为什么回肠新膀胱患者必须增加盐摄入量的原因之一。人们认为氨主要是作为钠吸收的竞争抑制剂通过在钠氢逆向转运体中替代钠而被吸收的。

结肠主动转运机制可能在泌尿系感染的情况下显现出更加实际的意义，尿素分解有机体引起肠代膀胱中氨的水平升高和随后的高血氨症。这可能表现为非特异性症状如疲劳和恶心，但如果抗生素和膀胱尿液引流不能迅速起效，就会导致谵妄和昏迷。

继发于泌尿道重建的代谢性酸中毒的管理主要是使用碱性药物，碳酸氢钠是最广泛被使用的。口服碳酸氢钠可以有效地恢复正常酸碱平衡状态，然而，肠道气体的形成可能是一个问题，而且钠补充剂可能会增加血压或引起体液潴留。如果不希望有过量的钠负荷，可以使用氯丙嗪或烟酸，尽管它们没有明显的副作用，依然不建议长期使用。它们通过抑制环磷酸腺苷发挥作用，从而阻碍氯离子转运。它们不会单独纠正酸中毒，但会减少碱化剂的使用剂量。低钾血症和全身钾消耗可于回肠新膀胱和结肠新膀胱术后观察到，结肠新膀胱术后更常见，因为回肠比结肠吸收更多的钾。因此，给予枸橼酸钾治疗可能是适当的，尤其是结肠新膀胱术后患者。新膀胱患者应定期监测酸碱平衡，特别是在术后早期。任何形式新膀胱术后，如果患者出现非特异性不适并抱怨上腹部灼烧或呕吐，则应该高度怀疑。酸中毒与电解质紊乱应尽早排除。重要的是要知道正常的血清pH与碳酸氢根水平并不能排除代偿性代谢性酸中毒，静脉血气分析及体重的测量是必需的。对于大多数接受密切随访的患者，代谢性酸中毒通常是轻微的且比较容易纠正，但是长期治疗可能是必需的。然而有一些严重的代谢紊乱的病例报道，但在回顾这些病例时通常会发现有许多附加的问题，诸如新膀胱排空差、肠与尿液有太大的接触面积、肾功能不良或其他疾病造成的脱水。

除了不切取太长的肠道做新膀胱，其他因素如接触时间、肾功能、尿液中溶质浓度和排尿频率与效率似乎在选取不同部分肠道作为新膀胱的代谢后果中起着同等重要的作用。肾功能减退患者最好使用回肠而不是使用结肠以降低代谢性酸中毒的危险，如果患者GFR较低，也可以考虑非储尿囊形式的尿流改道。无论哪个肠段被使用，定期排尿或尿液通畅引流都是非常重要的。

8.3 骨代谢的影响

因为佝偻病和成人骨软化症已经在输尿管乙状结肠吻合术后患者中被报道，尿路重建后骨矿化异常和代谢异常的风险已被认识。慢性酸中毒可能是影响骨代谢的主要因素，尽管回肠切除术后钙和维生素D也可能减少经由肠道吸收。

经过10年随访，许多研究者发现在成人泌尿系统，肠代膀胱术后对骨代谢的影响似乎没有临床相关问题。也有报道原位新膀胱术后出现骨密度降低合并代谢性酸中毒。据报道，与正常年龄匹配的对照组相比，回肠代膀胱与脊柱及全身骨骼骨密度降低相关。

慢性酸中毒可导致骨脱盐及随之的疼痛和骨折风险增加。暴露时间长短和酸中毒的严重程度相关，对接受回肠和结肠新膀胱的大多数肾功能正常的成人患者进行密切术后随访可以避免明显的骨后遗症。

8.4 结论

肠代膀胱术后检测到亚临床代谢紊乱是常见的，但是有临床意义的代谢并发症是罕见的。肾功能减退、脱水或新膀胱术后排空不良的患者风险最大。吸收不良并发症在保留功能性回肠末段的患者中似乎不存在。回肠贮尿囊在存在稀释尿液或浓缩尿合并正常氯血症性酸中毒的情况下可能合并失盐综合征。高氯血症性酸中毒是结肠新膀胱较常见的风险，因为结肠的主动转运机制更为强大。所有患者都需要提高警惕行长期随访，以尽量保持足够的电解质和液体摄入，并保证定时和完全的新膀胱排空。口服碳酸氢钠对大多数患者来说是足够的，以预防明显的代谢性酸中毒。

------------------------------ 参·考·文·献 ------------------------------

[1] Alpers D, Wessler S, Avioli LV. Ileal resection and bile salt metabolism. JAMA. 1971;215:101–4.

[2] Roth S, Semjonow A, Waldner M, Hertle L. Risk of bowel dysfunction with diarrhoea after continent urinary diversion with ileal and ileocecal segments. J Urol. 1995;154:1696–9.

[3] Miettinen TA. Relationship between faecal bile acids, absorption of fat and vitamin B_{12} and serum lipids in patients with ileal resections. Eur J Clin Invest. 1971;1:452–60.

[4] Akerlund S, Delin K, Kock NG, Lycke G, Philipson BM, Volkmann R. Renal function and upper urinary tract configuration following urinary diversion to a continent ileal reservoir (Kock pouch): a prospective 5 to 11 year follow–up after reservoir construction. J Urol. 1989;142:964–8.

[5] Pfitzenmaier J, Lotz J, Faldum A, Beringer M, Stein R, Thuroff JW. Metabolic evaluation of 94 patients 5 to 16 years after ileocaecal pouch (Mainz pouch Ⅰ) continent urinary diversion. J Urol. 2003;170:1884–7.

[6] Studer UE, Burkhard FC, Schumacher M, Kessler TM, Theony H, Fleischmann A, Thalmann GN. Twenty years experience with an ileal orthotopic low pressure bladder substitute – lessons to be learned. J Urol. 2006;176(1):161–6.

[7] Racioppi M, D'Addessi A, Fanasca A, et al. Vitamin B12 and folic acid plasma levels after ileocaecal and ileal neobladder reconstruction. Urology. 1997;50(6):888–92.

[8] Spiller RC, Trotman IF, Adrian TE, Bloom SR, Misiewicz JJ, Silk DB. Further characterisation of the "ileal brake" reflex in man–effect of ileal infusion of partial digests of fat, protein and starch on jejunal motility and release of neurotensin, enteroglucagon and peptide YY. Gut. 1988;29:1042–51.

[9] Cosnes J, Gendre JP, Le Quintrec Y. Role of the ileocecal valve and sites of intestinal resection in malabsorption after extensive small bowel resection. Digestion. 1978;18:329–36.

[10] Fisch M, Wammack R, Spies F, et al. Ileocecal valve reconstruction during continent urinary diversion. J Urol. 1994;151:861–5.

[11] Jacobsen O, Hojgaard L, Hylander Moller E, Wielandt TO, Thale M, Jarnum S, Krag E. Effect of enterocoated cholestyramine on bowel habit after ileal resection: a double blind crossover study. Br Med J (Clin Res Ed). 1985;290:1315–8.

[12] Vroonhof K, van Rijn HJ, van Hattum J. Vitamin K deficiency and bleeding after long–term use of cholestyramine. Neth J Med. 2003;61:19–21.

[13] Debongie JC, Phillips SF. Capacity of the human colon to absorb fluid. Gastroenterology. 1978;74:698–703.

[14] Ho YH, Low D, Goh HS. Bowel function survey after segmental colorectal resections. Dis Colon Rectum. 1996;39:307–10.

[15] Giebel GD, Lefering R, Troidl H, Blochl H. Prevalence of fecal incontinence: what can be expected? Int J Colorectal Dis. 2004;13:73–710.

[16] Carr MC, Mitchell ME. Gastrocystoplasty. Scientific World Journal. 2004;4:48–55.

[17] Thuroff JW, Alken P, Riedmiller H, Jacobi GH, Hohenfellner R. 100 cases of Mainz pouch: continuing experience and evolution. J Urol. 1988;140:283–8.

[18] Jagenburg R, Kock NG, Trasti H. Clinical signifi cance of changes in composition of urine during collection and storage in continent ileum reservoir urinary diversion. Scand J Urol Nephrol Suppl. 1978;49:43–8.

[19] Poulsen AL, Steven K. Acid–base metabolism following bladder substitution with the ileal urethral Kock reservoir. Br J Urol. 1996;78:47–53.

[20] Davidsson T, Akerlund S, Forssell–Aronsson E, Kock NG, Månsson W. Absorption of sodium and chloride in continent reservoirs for urine: comparison of ileal and colonic reservoirs. J Urol. 1994;151(2):335–7.

[21] Kock MO, Mc Dougal WS, Reddy PK, Lange PH. Metabolic alterations following continent urinary diversion through colonic segments. J Urol. 1991;145:270–3.

9

肾功能的保护

Fiona C. Burkhard

尿流改道的关键目的之一是通过创建具有最小机械或功能性下尿路梗阻风险的低压储尿囊保护肾功能。尿流改道后肾功能恶化有许多潜在的原因,包括不同程度的物理或功能性梗阻、尿路感染和结石形成。其他原因也可能导致肾功能下降,包括自然衰老,估计为每年 $1 \ ml/(1.73 \ m^2 \cdot min)$ [1, 2],以及非泌尿系统的原因,如高血压、糖尿病和药物。

9.1 回肠代膀胱术后肾损害的原因分析

虽然肾功能的保护是极其重要的,但很少有研究涉及这个话题。在一个单中心研究中,非随机回顾性研究 275 例最小随访期 12 个月(平均 52 个月),接受回肠代膀胱(ICD,n=75)或回肠原位新膀胱(BS;n=197)的患者,其中有(n=86)和没有(n=111)行抗反流吻合的患者,比较各组肾功能的短期变化情况[3]。慢性肾功能衰竭(定义为肌酐高于 3 mg/dl)发生在 ICD 组 7.7% 的患者中,而在 BS 组中发生率为 3.5% 的接受抗反流吻合的患者,以及 2.7% 的没有接受抗反流吻合的患者。梅奥诊所的大宗数据显示,中位随访 10.5 年后,54% 的肾功能为 eGFR>60 $ml/(1.73 \ m^2 \cdot min)$ 的 ICD 患者,发展为中重度慢性肾病(CKD)(Ⅲ~Ⅴ期),57% 的可控尿流改道(CD)患者发展到 CKD Ⅲ~Ⅳ期[4]。值得注意的是,整个队列研究中 27% 的患者术前有肾积水,在这两项研究中,尿流改道类型与肾功能下降之间没有关联,然而,在后一项研究中。CD 患者中前 6 年 eGFR 的平均值更高。肾功能下降的危险因素是术后肾积水、术后梗阻和感染并发症,以及合并症如糖尿病和高血压。

Thoeny 和他的同事分析了中位随访期为 84 个月(范围 60~155 个月)的采用传入段管状结构的低压回肠 BS 的 76 例患者[5]。他们观察到肾功能恶化只发生于原发性肾脏病理学即有改变或术后梗阻的情况下。

最近，作者的团队评估了 ICD 或 BS 尿流改道后长期肾功能（10 年后）变化情况[6]。ICD 患者 eGFR 的平均值从 65.5 ml/（1.73 m² · min）[范围：23~90 ml/（1.73 m² · min）] 降至 57 ml/（1.73 m² · min）[范围：7~100 ml/（1.73 m² · min）]。BC 患者从 68 ml/（1.73 m² · min）[范围：33~106 ml/（1.73 m² · min）] 降到 66 ml/（1.73 m² · min）[范围：16~100 ml/（1.73 m² · min）]。尿路梗阻是导致长期肾功能恶化的主要原因，无论患者是否采用 ICD 或 BS。ICD 患者合并易患危险因素，如糖尿病或高血压，有增加肾功能损害的危险性。

所有这些研究都是基于对血清肌酐的评估和对 GFR 的计算。Samuel 等通过同位素 ^{99m}Tc 肾血流功能显像和 ^{99m}Tc MAG3 显像，以 GFR 衰退 >5% 为显著。在他们的研究中，29% 的 ICD 患者术后 8.2 年出现肾功能减退[7]。高血压、反复泌尿道感染，以及初始 GFR<50 ml/（1.73 m² · min）是主要危险因素。在梗阻的患者中，11% 的患者在解除梗阻后肾功能稳定。与早期观察一致，再次梗阻在肾功能恶化中起重要作用，强调需要定期随访以辨别梗阻并及时治疗。

9.2 内生肌酐清除率问题

血清肌酐不是一个敏感的肾功能标志物，因为直到大约有 50% 的 GFR 减少，它依然可以一直维持在正常范围内。肌酐和尿素被回肠新膀胱再吸收的事实也阻碍了血清肌酐和 eGFR 评估肾功能的价值。影响重吸收的因素是尿中肌酐和尿素的浓度、表面积、接触时间和手术后的时间。动物模型表明，肌酐主要通过溶剂牵拉作用重新吸收，是一种依赖于葡萄糖的运输方式。它可以通过活性载体介导的转运被重新吸收到较小的浓度[8]。尿液通常不含高浓度的葡萄糖，所以重吸收可能是有限的。在一个关于这个问题的研究中，Rinnab 等人发现 50% 接受回肠 BS 的患者术后短期内出现肌酐和尿素的重吸收[9]。然而，这些患者中有 27% 同时发生排出肌酐并重吸收尿素，10% 表现相反的反应，14% 排出肌酐和尿素。显然，重吸收或排出是否发生取决于尿中肌酐的浓度：高浓度导致重吸收，而低浓度导致排出。由于 ICD 比 BS 患者尿液接触时间短及再吸收表面积小，BS 患者肌酐的再吸收将更为明显，BS 患者血清肌酐水平会更高，因此他们的 GFR 可能会被错误的低估[10]。支持肌酐被动再吸收的临床证据是通过频繁观察到手术后立即发生 eGFR 的"下降"，而此后肌酐的变化符合年龄依赖性变化而提供的[4]。

通过放射性同位素检查于术前和术后测量肾功能的方法也存在缺陷。如果回肠并入泌尿系统，类似于肌酐的小同位素也会被吸收，造成解释困难并且可能造成误导。并不令人惊讶，在使用肠道行尿流改道后，Cr-EDTA GFR 和 eGFR 之间缺乏相关性已经被报道，促使作者质疑 eGFR 的有效性[11]。在一项开创性研究中，Mc Dougal 和 Koch 发现在使用利尿剂条件下测定，理想的尿量是每小时 300~400 ml，菊粉清除率与"真实"肾功能有很好的相关性[12]。他们的建议是确定尿流改道患者肾功能的最佳方法是在利尿剂条件下计算肌酐清除率。

9.3 反流结果的预估与预防

当膀胱内的压力超过肾盂输尿管系统的压力时，会发生反流。只有当膀胱主动收缩时才会发生这种情况，这被回肠低压 BS 所限制，其功能特性随时间保持稳定[13]。代膀胱在排尿时不会产生反流，因为必要的腹肌紧张会导致腹压增加。这一发现已得到证实[14]。然而，关于开放系统与抗反流系统的优缺点讨论仍在进行中。事实上，开放系统本身并不会对肾功能产生负面影响。在一项非随机回顾性研究中，研究者发现原位新膀胱术后肾功能减退与是否行抗反流缝合无关[15]。Minervini 等发现与正常对照相比，缺乏抗反流机制对肾功能并没有不良影响[16]。同样，来自美国南加州大学的研究人员发现，在长达 2 年的时间内，T 形袋和 Studer 囊袋之间的肾功能没有任何差异。然而，其他手术和尿流改道相关手术再干预率，T 形袋组高于对照组[17, 18]。

任何级别的梗阻都会对上尿路功能产生不利影响，应避免或不惜一切代价及时治疗。如果直接使用端侧法行输尿管–回肠吻合，对于长期上尿路的结果是最好的。只有 2.7% 的患者发生输尿管狭窄，而其中近一半的输尿管狭窄患者可以成功地进行腔内泌尿外科技术治疗[19, 20]。这些数据与一项随机研究的结果相一致，以确定不同的传入机制联合原位新膀胱对肾功能的影响。这清楚地表明，与动态蠕动传入段回肠技术相比，抗反流乳头的使用与不良预后相关[21]。当比较肾积水率时，Hautmann 等观察到，20.6% 使用 Le DUC 抗反流机制的患者和 7% 使用端对端 Wallace 技术的患者在 10 年随访期内会出现肾积水[22]。这是最近在另一项随机研究中发现的：输尿管新膀胱吻合口梗阻是原位膀胱替代术后肾功能恶化的主要原因，而且去管化的回肠新膀胱反流更为少见[23]。同一研究的长期结果显示，两种再植类型之间的肾功能没有差异[24]。长期效果显示，上尿路被完好的保护，上尿路结石也很少发生[25]。

慢性或复发性尿路感染是肾脏损害的另一个原因。据推测肾盂肾炎在开放性输尿管再植术中更易发生。迄今为止，没有证据支持这一假说，然而，BS 术后感染性尿液的产生主要是由梗阻引起的新膀胱不能完全排空尿液所致[26]。梗阻是肾功能恶化的主要危险因素，使用抗反流机制会导致梗阻的危险性升高，如上所示。

最后，这里需要提到的是，本书中所描述的 BS 具有传入段管状结构。传入段管状结构顺行蠕动在一定程度上是通过蠕动产生抗反流机制，大约 1 cm 的传入段管状结构可以对抗 1 cmH$_2$O 的压力（例如 20 cm 的传入段管状结构可以转化为 20 cmH$_2$O 的压力）[27]。这在图 9.1 中进行了描述，在尿动力学评估中，膀胱可以保持 10~15 cmH$_2$O 的基础压力，在相同的压力下，肾脏压仍可以维持在低水平，是由于剩余的输尿管和传入段管状结构蠕动产生的压力（动态抗反流系统）。当咳嗽时，腹腔内压力、肾盂和膀胱压力同时升高，从而阻止反流。另一个优点是，与 Nesbit 技术相似的端侧吻合技术，使输尿管新膀胱吻合口狭窄的发生率降低。它还为输尿管新膀胱吻合提供了灵活性，这样可以根据需要缩短输尿管，例如，在术前接受过骨盆放射治疗的患者，可以降低出现吻合口狭窄的风险。

　　一种有效的抗反流机制，如图 9.2 所示。为防止膀胱内尿液反流，当膀胱内压升高时肾内压也会升高（基底压力 15~20 cmH$_2$O）。这是因为抗反流机制相当于瓣阀可引起相应梗阻。由此产生的静水压将肾盂内的压力改变，虽然这得不到明显的放射学证据证明。因此，如果在泌尿系统持续高压的情况下，抗反流机制不能阻止上泌尿系频繁地对抗这

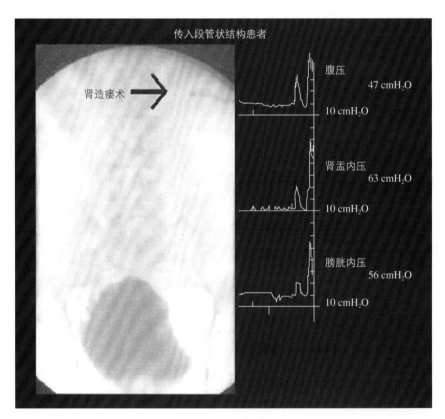

图 9.1　有传入段管状结构的新膀胱，其膀胱基础压力约为 15 cmH$_2$O。注意肾盂内的压力维持于低压状态，是由于残余输尿管和传入段管状结构朝向膀胱的蠕动而保持的。当咳嗽和腹压升高时，同时记录到回肠新膀胱（下曲线）、左肾盂（留置肾造瘘管）（箭头、中间曲线）和直肠（上曲线）内压力升高，通过传入段管状结构使抗反流成为可能

种高压状态。

总之，上尿路的保护是 BS 重建时最重要的要素之一。上尿路的最佳保护方法是避免在任何水平上出现梗阻，无论是膀胱出口还是输尿管。用抗反流吻合机制预防反流没有显示出与使用传入段管状结构相比有任何优点。相反，一个简单的、开放的端侧吻合输尿管和新膀胱使吻合口狭窄的风险降到最小，吻合口狭窄是导致肾功能恶化的首要原因。

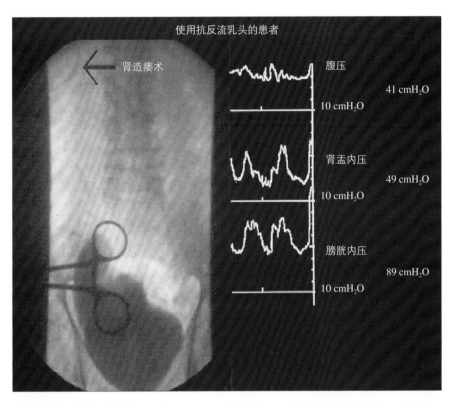

图 9.2　伴抗反流乳头的新膀胱，被加大至 40 cmH₂O 的基础压力。抗反流乳头是有效的，可以防止反流，即使通过使用外部钳夹使膀胱内压力继续增加至 80 cmH₂O（下曲线）。注意：腹腔压力无增加（上曲线）。由于抗反流阀的功能性阻挡，肾盂内压（升高的基础压力记录）在连续利尿期间逐渐增加，如右肾留置肾造瘘管（箭头）所测量的。此外，肾盂内压力与膀胱内的压力峰值同时增加，没有造影剂反流（中间曲线）

参·考·文·献

[1] Fesler P, et al. Determinants of cardiorenal damage progression in normotensive and never– treated hypertensive subjects. Kidney Int. 2005;67(5):1974–9.

[2] Granerus G, Aurell M. Reference values for 51Cr–EDTA clearance as a measure of glomerular filtration rate. Scand J Clin Lab Invest. 1981;41(6):611–6.

[3] Song C, et al. Changes in the upper urinary tract after radical cystectomy and urinary diversion: a comparison of antirefluxing and refluxing orthotopic bladder substitutes and the ileal conduit. J Urol.

2006;175(1):185–9; discussion 189.

[4] Eisenberg MS, et al. Long–term renal function outcomes after radical cystectomy. J Urol. 2014;191(3):619–25.

[5] Thoeny HC, et al. Is ileal orthotopic bladder substitution with an afferent tubular segment detrimental to the upper urinary tract in the long term? J Urol. 2002;168(5):2030–4; discussion 2034.

[6] Jin XD, et al. Long–term renal function after urinary diversion by ileal conduit or orthotopic ileal bladder substitution. Eur Urol. 2012;61(3):491–7.

[7] Samuel JD, et al. The natural history of postoperative renal function in patients undergoing ileal conduit diversion for cancer measured using serial isotopic glomerular filtration rate and 99 m technetium–mercaptoacetyltriglycine renography. J Urol. 2006;176(6 Pt 1):2518–22; discussion 2522.

[8] Pappenheimer JR. Paracellular intestinal absorption of glucose, creatinine, and mannitol in normal animals: relation to body size. Am J Physiol. 1990;259(2 Pt 1):G290–9.

[9] Rinnab L, et al. Postoperative resorptive and excretory capacity of the ileal neobladder. BJU Int. 2005;95(9):1289–92.

[10] Biasioli S, et al. Metabolic aspects of intestinal urinary diversion. Comparison with ileo–cecal bladder substitution and ileal conduct. Clin Ter. 1994;144(3):223–9.

[11] Ockrim JL, et al. The correlation of isotope and estimated GFR in patients with bowel in the urinary tract. J Urol. 2009;181(4):284–5.

[12] McDougal WS, Koch MO. Accurate determination of renal function in patients with intestinal urinary diversions. J Urol. 1986;135(6):1175–8.

[13] Burkhard FC, et al. Early and late urodynamic assessment of ileal orthotopic bladder substitutes combined with an afferent tubular segment. J Urol. 2006;175(6):2155–60; discussion 2160–1.

[14] Waidelich R, et al. A study of reflux in patients with an ileal orthotopic bladder. Br J Urol. 1998;81(2):241–6.

[15] Song C, et al. Renal function change after refluxing type orthotopic ileal substitution. J Urol. 2011;186(5):1948–52.

[16] Minervini A, et al. Evaluation of renal function and upper urinary tract morphology in the ileal orthotopic neobladder with no antireflux mechanism. J Urol. 2005;173(1):144–7.

[17] Fairey A, et al. Effect of Studer Pouch versus T–pouch orthotopic ileal bladder substitution on late complications and surgical re–intervention in bladder cancer patients undergoing radical cystectomy: secondary analyses from the USC–STAR randomized trial. J Urol. 2013;189(4S):e579.

[18] Skinner E, et al. Randomized trial of Studer pouch versus T–pouch orthotopic urinary diversion in bladder cancer patients: interim analysis of effect on renal function at 3 years. J Urol. 2012;187(4S):e468–9.

[19] Nesbit RM. Ureterosigmoid anastomosis by direct elliptical connection; a preliminary report. J Urol. 1949;61(4):728–34.

[20] Studer UE, et al. Twenty years experience with an ileal orthotopic low pressure bladder substitute–

lessons to be learned. J Urol. 2006;176(1):161–6.

[21] Studer UE, et al. Antireflux nipples or afferent tubular segments in 70 patients with ileal low pressure bladder substitutes: long term results of a prospective randomized trial. J Urol. 1996;156:1913–7.

[22] Hautmann RE, de Petriconi RC, Volkmer BG. 25 years of experience with 1,000 neobladders: long-term complications. J Urol. 2011;185(6):2207–12.

[23] Shaaban AA, et al. A randomized study comparing an antireflux system with a direct ureteric anastomosis in patients with orthotopic ileal neobladders. BJU Int. 2006;97(5):1057–62.

[24] Harraz AM, et al. Impact of the type of ureteroileal anastomosis on renal function measured by diuretic scintigraphy: long-term results of a prospective randomized study. BJU Int. 2014;114(2):202–9.

[25] Dhar NB, et al. Prevalence of nephrolithiasis in patients with ileal bladder substitutes. Urology. 2008;71(1):128–30.

[26] Thurairaja R, Studer UE. How to avoid clean intermittent catheterization in men with ileal bladder substitution. J Urol. 2008;180(6):2504–9.

[27] Hinman Jr F. Selection of intestinal segments for bladder substitution: physical and physiological characteristics. J Urol. 1988;139(3):519–23.

10

原位新膀胱的生活质量：
使用问卷进行调查

Martin Spahn

从患者的角度来看，满意的原位新膀胱必须满足以下几点：完全自主的尿控能力、足够的膀胱容量、膀胱可完全排空、正常解剖位置时的正常排尿模式。所有这些都可以通过原位膀胱成功地实现。相比造口患者需要随身携带一个尿液收集袋，接受原位新膀胱手术的患者拥有更好的生活质量（QOL），这是直观的，尽管如此，但是健康相关的生活质量数据显然不支持这种假设。

已经进行了若干研究来评估膀胱切除术和尿流改道术后患者的 QOL 变化。Porter 和 Penson 于 2005 年回顾分析了 15 项适合分析的研究，没有一项是随机或对照的研究，其中只有一个是包括基线测量的前瞻性研究[1]。2/3 的研究使用了健康相关生活质量调查表，作者得出的结论是现有的数据并没有确凿地表明在健康相关生活质量方面，任一形式的尿改道优于其他形式的尿流改道。Gerharz 等人在一篇论文中得出了相同结论，证据水平和推荐等级一致[2]。他们发现没有研究使用 I 级证据标准进行。Gilbert 等报道了与其他类型尿流改道患者相比的原位新膀胱术组的下尿功能评分情况[3]。相比之下，McGuire 等人发现尿流改道方式（回肠新膀胱和 Indiana 膀胱）比回肠代膀胱患者的生活质量显著提高。此外，尿流改道患者的 QOL 评分类似于公布的同年龄和性别组基础人群评分，而回肠膀胱患者的 QOL 评分较低[4]。这些结果最近得到了 Singh 和同事们的证实，在非随机前瞻性研究中，他们发现了 84 例原位新膀胱术患者与 80 例回肠膀胱患者相比，有更好的身体、社会功能和全身健康状况[5]。使用欧洲癌症研究和治疗组织（EORTC）生活质量调查表 QLQ-C30 在术后 6、12 和 18 个月行生活质量评估。El-Bahnasawy 等报道了膀胱切除术和尿流改道对女性性功能的总体有害影响[6]。然而，女性患者行原位和非造口改道方式比行造口的患者具有更好的性功能。

　　造成这些模棱两可或矛盾的结果的原因是什么？一个根本的原因是许多问卷无法区分接受回肠原位新膀胱的患者和回肠膀胱患者的生活质量。有些仪器适用于所有患者，不论其病情如何，例如，医疗结果研究 36 项短形式健康调查（SF–36），而另一些更具体的与癌症相关的 QOL 评估，如 EORTC、QLQ–C30 这两种类型的问卷都涉及疼痛、疲劳、身体活动局限性和排便习惯等方面，这些在许多疾病过程中都很常见。很明显，像"你气喘吁吁吗？""你感觉到虚弱了吗？""你疲倦吗？""你腹泻了吗？"这样的问题极少区分回肠新膀胱患者与回肠膀胱患者之间的区别（图 10.1 和图 10.2）。为了解决这个问题，更多更具体的工具，比如膀胱癌患者癌症治疗功能评估表（FACT–Bl）和膀胱切除术后患者改良版本（FACT–Bl–Cys）被开发来评估膀胱癌患者的 QOL。这些工具包含专门评估泌尿领域的项目（图 10.3）。但即使像"我对控制我的尿液有困难"或"我比平

EORTC QLQ-C30 表

	完全没有	一点点	有一些	相当多	非常多
你散步有什么困难吗？	0	1	2	3	4
你有气短吗？	0	1	2	3	4
你觉得虚弱吗？	0	1	2	3	4
你感觉到疼痛吗？	0	1	2	3	4
你觉得疲乏吗？	0	1	2	3	4
你焦虑吗？	0	1	2	3	4

1995，EORTC 生活质量评分，版本 3，版权所有

图 10.1　以 EORTC QLQ-C30 问卷为例，说明这些问题难以区分不同尿流改道方式患者的生活质量差异

SF–36（版本 –1）这些问题是过去 4 周关于你的感受及经历。对于每 1 个问题，请给出与你感受最接近的答案。

	所有时间	大部分时间	超过半数的时间	有时	很少时候	从未
你感到劲头十足吗？	1	2	3	4	5	6
你是一个非常紧张的人吗？	1	2	3	4	5	6
你感到平静祥和吗？	1	2	3	4	5	6
你是否感到沮丧和忧郁？	1	2	3	4	5	6
你是一个快乐的人吗？	1	2	3	4	5	6
你感觉疲倦吗？	1	2	3	4	5	6

版权所有：医疗成果信托（MOT）、健康评估实验室（HAL）和质量度量有限公司

图 10.2　从 SF-36 问卷选择问题，说明这些问题难以区分不同尿流改道方式患者的生活质量差异

FACT-Bl-Cys 表

	完全没有	一点点	有一些	相当多	非常多
我难以控制我的排尿	0	1	2	3	4
照料我的泌尿系统是困难的	0	1	2	3	4
我对我的泌尿状况感到满意	0	1	2	3	4
我害怕远离厕所	0	1	2	3	4
我能拥有并保持勃起	0	1	2	3	4

图 10.3　FACT-Bl-Cys 问卷中加入评估泌尿系统和性功能的项目。这些问题仍然难以区分不同类型尿流改道方式患者排尿和性功能的差异

时更频繁地排尿"这样的问题，依然无法比较不同类型的尿流改道之间的区别，因为只有新膀胱患者，而不是回肠膀胱患者，可能出现频繁排尿。此外，关于勃起的问题也不太可能区分不同类型尿流改道之间的差异。例如，从造口渗漏和从尿道流出几滴尿液是两种非常不同的经验。回肠膀胱患者的"难以控制排尿"意味着什么？或"造口袋裂开"对于原位新膀胱患者：偶尔的尿失禁或一直需要使用纸尿裤等问题。鉴于这样的问题，在各种类型的尿流改道之间没有明显的 QOL 差异并不令人惊讶。虽然经过验证，但现有的问卷并不合适。

尿流改道患者难以评估生活质量的另一个原因是患者尽力使他们的情况达到最佳状态。理想化、琐碎化、创伤后修复以促进适应新的压力的应对机制。脊髓损伤和下肢截肢是引起个人生活深刻变化的事件。这些患者无法完成创伤前可以完成的许多任务。他们可能需要被帮助才能吃饭、管理他们的肠道，以及正常行动。然而，尽管他们创伤后短期内的生活质量低，但是长期会有所增长[7, 8]。患者制订适应他们新生活的策略，并减轻他们残疾导致的局限性，从而更好地满足生活。对于尿流改道的患者也是如此。他们只是适应了新的形势。应对和适应的复杂机制很难用简单的问卷来衡量。总之，QOL 是一种独特的个人感知，表示个体患者对他或她的健康状况的感觉。大多数尿流改道患者的健康相关生活质量测量似乎针对的是错误的目标，并未考虑个体的适应能力。然而，这并不是不给患者尿流改道的理由，这对身体形象和自尊的影响最小。

-------------------------------- 参·考·文·献 --------------------------------

[1]　Porter MP, Penson DF. Health related quality of life after radical cystectomy and urinary diversion for bladder cancer: a systematic review and critical analysis of the literature. J Urol. 2005;173(4):1318–22. Epub 2005/03/11.

[2] Gerharz EW, Mansson A, Hunt S, Skinner EC, Mansson W. Quality of life after cystectomy and urinary diversion: an evidence based analysis. J Urol. 2005;174(5):1729–36. Epub 2005/10/12.

[3] Gilbert SM, Wood DP, Dunn RL, Weizer AZ, Lee CT, Montie JE, et al. Measuring health-related quality of life outcomes in bladder cancer patients using the Bladder Cancer Index (BCI). Cancer. 2007;109(9):1756–62. Epub 2007/03/17.

[4] McGuire MS, Grimaldi G, Grotas J, Russo P. The type of urinary diversion after radical cystectomy significantly impacts on the patient's quality of life. Ann Surg Oncol. 2000;7(1):4–8. Epub 2000/02/16.

[5] Singh V, Yadav R, Sinha RJ, Gupta DK. Prospective comparison of quality–of–life outcomes between ileal conduit urinary diversion and orthotopic neobladder reconstruction after radical cystectomy: a statistical model. BJU Int. 2014;113(5):726–32. Epub 2013/09/24.

[6] El–Bahnasawy MS, Osman Y, El–Hefnawy A, Hafez A, Abdel–Latif M, Mosbah A, et al. Radical cystectomy and urinary diversion in women: impact on sexual function. Scand J Urol Nephrol. 2011;45(5):332–8. Epub 2011/06/22.

[7] Scott DJ, Arthurs ZM, Stannard A, Monroe HM, Clouse WD, Rasmussen TE. Patient–based outcomes and quality of life after salvageable wartime extremity vascular injury. J Vasc Surg. 2014;59(1):173–9.e1. Epub 2013/09/18.

[8] van Leeuwen CM, Post MW, van Asbeck FW, Bongers–Janssen HM, van der Woude LH, de Groot S, et al. Life satisfaction in people with spinal cord injury during the first five years after discharge from inpatient rehabilitation. Disabil Rehabil. 2012;34(1):76–83. Epub 2011/08/30.

11

回肠原位新膀胱替代术中一种传入段管状结构：关键操作步骤

Ramesh Thurairaja

本文介绍原位回肠新膀胱替代术的主要操作步骤，即传入段蠕动的管状结构的操作。这个新膀胱的成功取决于严格遵守手术技术和细节。

关键手术步骤

- 对于贮尿囊和传入管，选取 54~56 cm 长的回肠段，距离回盲瓣近端 25 cm（图 11.1）。
- 回肠段的长度需在距离肠系膜根部 10 cm 处沿边缘测量，而不拉伸肠道。
- 避免对所需肠道刺激 / 创伤和局部硬膜外麻醉，这些会增加平滑肌张力和活动并造成肠道短缩，这将导致回肠松弛后长度过长。
- 远端即造口部分肠系膜应足够长，并应切断肠系膜动脉与回肠部动脉之间的交通支。
- 近端部分肠系膜必须是短的，以保证新膀胱的血流灌注。
- 为了保证肠的连续性，在使用 4-0 聚乙醇酸缝线缝合浆膜层前，将回肠的近端和远端置于新储尿囊的前方（图 11.2）。
- 用 2-0 聚乙醇酸缝线闭合肠系膜，注意避免肠系膜血管破坏。
- 封闭回肠段的两端，于两端行浆肌层缝合。
- 沿着反肠系膜边界方向打开此段的远端 44 cm，将近端 10~12 cm 部分作为传入段的蠕动管状结构（图 11.2）。
- 将剖开的远端回肠段向头侧翻转至已完成吻合的回肠上方，靠近上腹壁，以暴露被遮挡的传入段管状结构（图 11.3）。

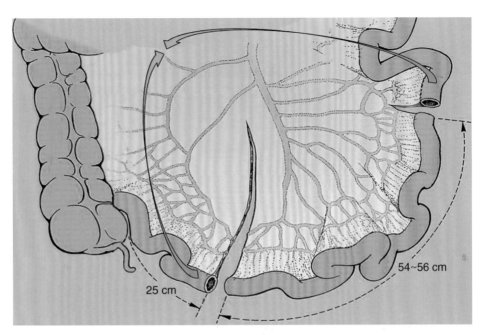

图 11.1　距离回盲瓣近端 25 cm 处选取 54~56 cm 长的回肠段，用于贮尿囊和传入管，为了保证肠的连续性，在闭合之前将回肠的近端和远端置于新储尿囊的前方

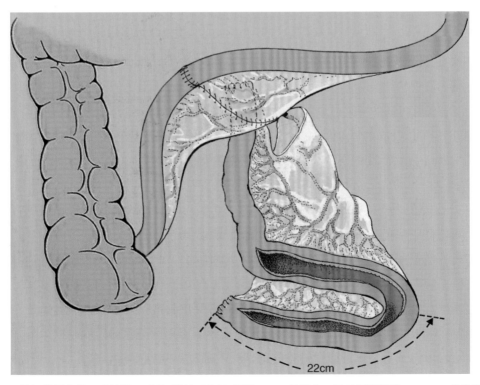

图 11.2　封闭储尿囊的两端并沿肠系膜对侧打开回肠远端 44 cm 的部分，同时保留近端 10~12 cm 部分作为传入段管状结构

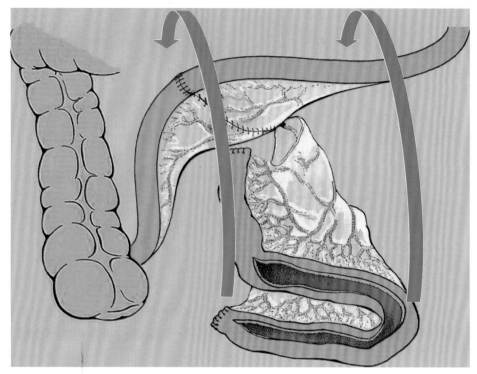

图 11.3 将剖开的远端回肠段向头侧翻转至已完成吻合的回肠上方，靠近上腹壁

- 传入段管状结构的近端置于髂总血管前方水平的腹腔内，准备行输尿管吻合（图 11.4）。

- 在传入段管状结构的正中缘上做两个 1.5 cm 的纵向切口。

- 为了避免切口间的肠缺血，两个吻合口切口间距需为 1 cm。

- 剖开长约 1.5 cm 的远端输尿管，并用 2 根 4-0 聚乙醇酸缝合线行吻合，吻合时使用 Nesbit 技术行端侧连续缝合，将输尿管吻合于近端传入段管状结构的开口上（图 11.4）。

- 用 7/8 Fr 输尿管支架管，并用可吸收的 5-0 聚乙醇酸缝线将其固定在输尿管壁上，距离吻合口 3~4 cm，并松弛地绑扎以避免缺血。

- 将远端的输尿管周围组织缝合至传入段管状结构，以保护吻合口部分的缝合线并消除输尿管吻合术处的张力。

- 将输尿管导管穿过传入段管状结构的最远端并穿出肠系膜（图 11.5）。
  - 这个"被覆盖"的通道可以避免支架管于术后 4~7 天拔除后出现尿液渗漏。

- 将远端段向下折叠到下腹壁，将先前切开的部分折叠成 U 形，并用 2-0 聚乙醇酸缝合线连续缝合。

- 将 U 底部折叠起来，形成由四个交叉折叠回肠段组成的球形储尿囊（图 11.5）。

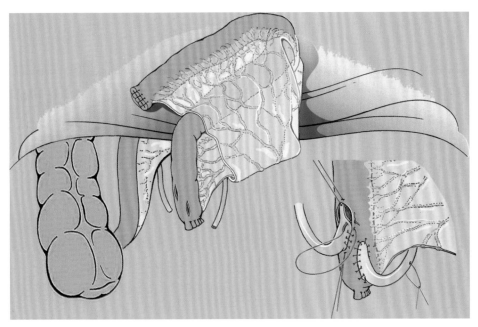

图 11.4　传入段管状结构的近端置于髂总血管水平前方的腹腔，准备行输尿管植入。使用 Nesbit 技术端侧连续地对输尿管进行吻合，用 7/8 Fr 输尿管支架管置入近端传入管状开口，于输尿管壁缝线固定支架管

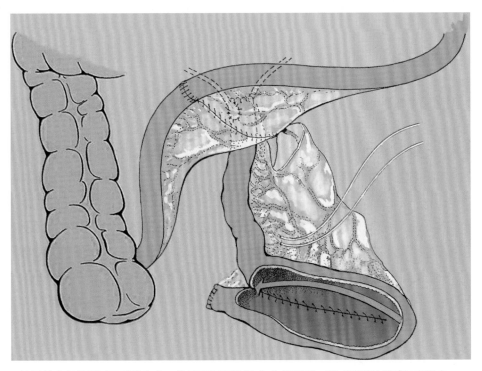

图 11.5　输尿管支架管通过肠系膜穿出，然后回肠远段行 "U" 形折叠，形成球形的新储尿囊形态

- 用 2-0 聚乙醇酸可吸收线将前壁的下半部浆肌层完全封闭，但于上半部保留 2 cm 开放的间隙（图 11.6）。
- 术者在上半部的剩余开口处伸入一个手指，以确定储尿囊的最低位置（图 11.7）。
- 冷切开（电灼不应该被使用）手指探出的新膀胱袋底，创造一个直径 8~10 mm 的开口，注意此开口要远离新膀胱上的缝合口。
- 避免在新膀胱缝合口底部产生漏斗形吻合端，因为这将导致新膀胱在排尿时扭转和阻塞（图 11.8）。
- 为了达到无残余尿的最佳效果，必须于吻合口处与盆底之间行广泛的缝合术（图 11.9）。
- 通过尿道置入 18 Fr 硅胶 Foley 导尿管以帮助尿道处的精确缝合。
- 使用 2-0 聚乙醇酸可吸收线（UR6 5/8 弧度）6 针缝合新膀胱开口和膜部尿道，缝合时只缝入 2~3 mm 尿道括约肌，并注意在黏膜边缘出针（图 11.10）。
  - 当缝线缝入储尿囊时，需包含尽可能多的浆膜组织并于浆膜层和黏膜层之间出针。

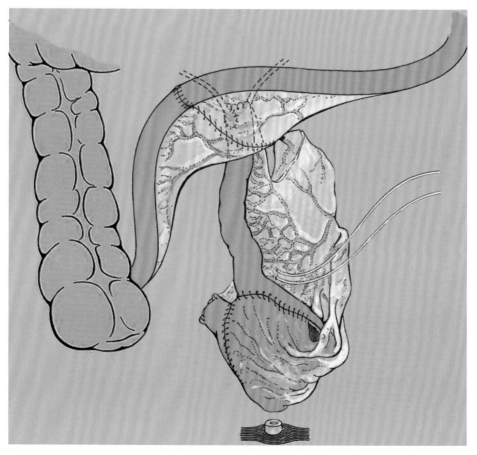

图 11.6　新膀胱前壁的下半部完全缝合，但在上半部预留一个间隙，此处 2 cm 范围的缝合线是敞开的

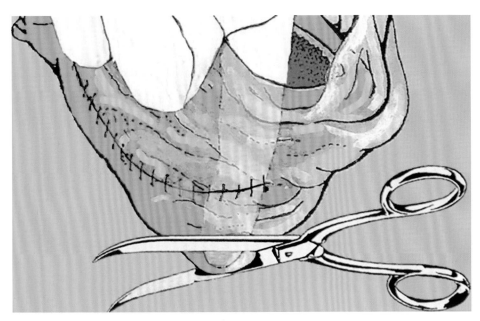

图 11.7 使用剪刀冷切开手指探出的新膀胱的最低位回肠黏膜

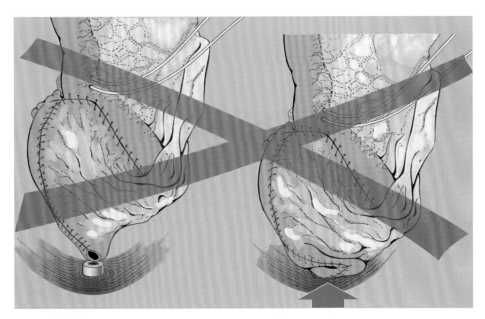

图 11.8 避免形成漏斗状吻合端，因为这将导致新膀胱的扭转和阻塞

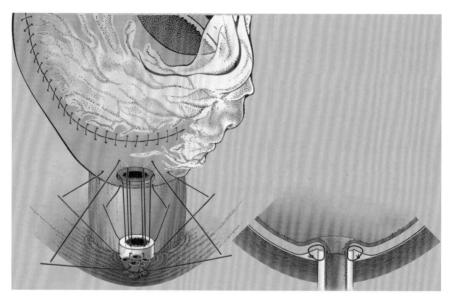

图 11.9　在新膀胱出口的浆肌层与膜部尿道之间行 6 针缝合，注意仅缝合尿道括约肌并在黏膜边缘处即出针，避免吻合口处黏膜粘连

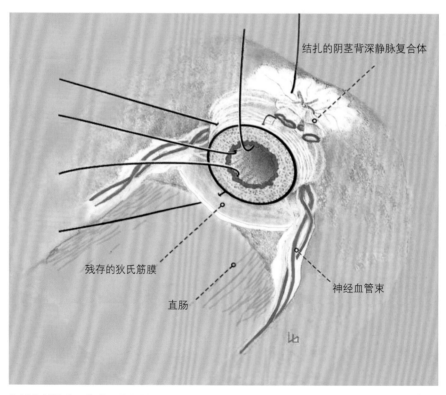

图 11.10　包括背侧的狄氏筋膜和腹侧被结扎的圣托里尼神经丛，是允许无张力的新膀胱锚定的部位

在尿道旁缝合时同样使用此缝合技巧，以避免吻合口中被黏膜插入。

- 紧密贴附于吻合口缝合以缩短尿道长度，确保肠和尿道黏膜边缘的对合，以防止吻合口瘘、远期的狭窄和瘘管形成。

- 于后方狄氏筋膜处深入缝合 2 针，将其与血管神经束内侧组织缝合，但仅缝合尿道的一小部分（图 11.10）。

- 最前面的 2 针缝合线要求紧紧缝合于包括残余耻骨前残腺韧带的阴茎背深静脉复合体，并缝合尿道的一小部分。

- 使用 2 针横向缝合线，仅穿过尿道和新膀胱的小边缘，以便于新膀胱的定位。

- 包括背侧的狄氏筋膜和腹侧被结扎的阴茎背深静脉复合体，是允许无张力的新膀胱锚定的部位。

- 在完全关闭新膀胱之前，穿过新膀胱壁留置 10 Fr 膀胱造瘘管，确保造瘘管出口部位被肠系膜组织所覆盖。

- 将乙状结肠和小肠袢从狭小的骨盆中移出，为新膀胱的肠系膜预留空间。

- 在将新膀胱出口与膜部尿道固定之前，用双手轻柔地于肠系膜上施加牵引力，将储液器底部放置于盆底上（图 11.11）。

- 如有必要，可弯曲手术台，以减少新膀胱与尿道之间的距离，减少吻合口上张力。

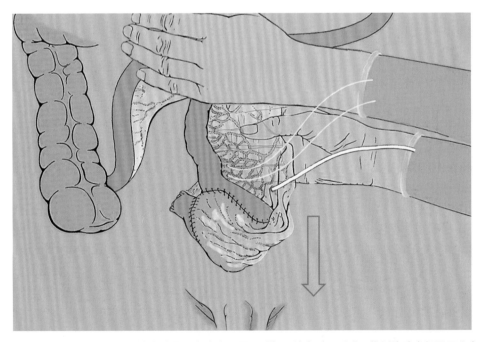

图 11.11　将乙状结肠和小肠袢从狭小的骨盆中移出。用双手轻柔地牵引肠系膜，将新膀胱底部置于盆底

- 一旦新膀胱被妥善定位，将 18 Fr 硅胶 Foley 导尿管通过尿道置入，进入新膀胱后再填充尿管球囊。
- 先打紧位于前方的回肠尿道吻合口处缝线，然后打紧侧方缝合线，最后打紧后方缝合线（图 11.12）。
  - 以这种顺序打紧缝合线可以防止后方缝线张力过大。
  - 避免打结过于用力，以防止切割、缺血和吻合口狭窄。
  - 重要的是通过狄氏筋膜和耻骨前列腺韧带的残余物进行良好的固定。
- 在体型肥胖的患者中，新膀胱物可以通过手术修整成功地进入骨盆。
- 为了确保储层囊吻合口处的最小张力，不需要太多牵引力，即可从切取的回肠段最远端到达阴茎根部的距离应该为 12 cm。
- 为了实现这一目标，肥胖患者可以采取以下步骤。
  - 将肠系膜远端切口延伸至肠系膜，以提供更大的活动度。
  - 在表浅的肠系膜浆膜层的不同部位横向切开浆膜，避免肠系膜血管损伤（图 11.13）。
  - 限制切取作为新膀胱的回肠的长度，因为这可能有助于避免厚的肠系膜脂肪垫形成的交叉褶皱。

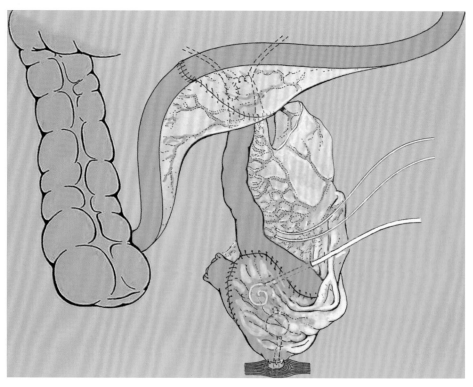

图 11.12　一旦新膀胱被妥善定位，在打紧所有缝合线之前通过尿道置入 18 Fr 硅胶 Foley 导尿管进入新膀胱

- 去除远端肠系膜上血管弓之间的厚脂肪组织，以便于成功地重建和放置储尿囊。
- 如果吻合口上仍存在张力，则通过将新膀胱的侧壁固定在盆底肌筋膜上，以减少张力，但要注意避开神经血管束。

如本文所强调的，成功的新膀胱功能性结果和患者的满意度需要严格关注手术技术和细节。使用回肠的长度、储尿囊的成型、出口结构和神经及括约肌的保留等方面是必不可少的，以使接受传入段蠕动管状结构的回肠新膀胱患者获得最佳的短期和长期结果。

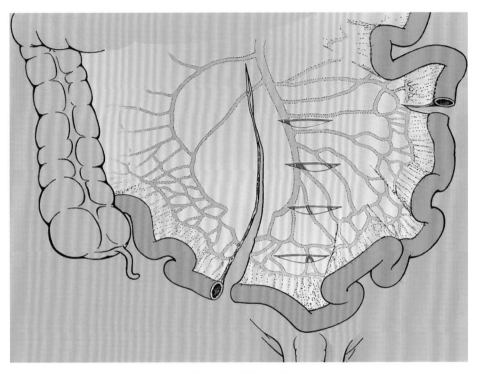

图 11.13　使肥胖患者将新膀胱成功且无张力地放入盆腔的手术方法